新时代"妇儿健康·优生科学"科普丛书

总主编 左伋

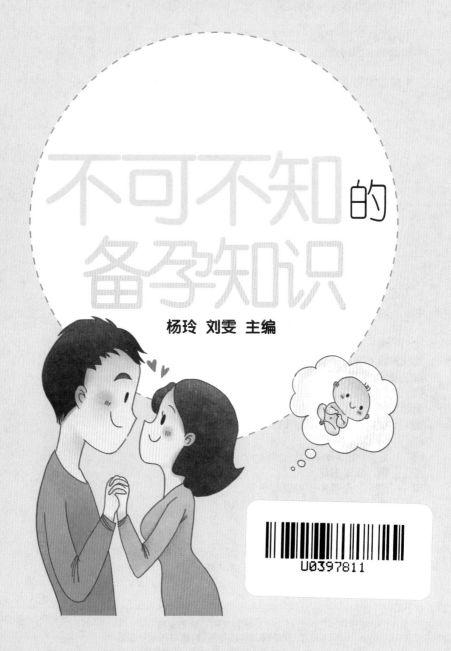

不可不知的 备孕知识

杨玲 刘雯 主编

世界图书出版公司

上海·西安·北京·广州

图书在版编目（ＣＩＰ）数据

不可不知的备孕知识 / 杨玲, 刘雯主编. — 上海：
上海世界图书出版公司，2020.1
ISBN 978-7-5192-6603-5

Ⅰ.①不… Ⅱ.①杨… ②刘… Ⅲ.①优生优育－基
本知识 Ⅳ.①R169.1

中国版本图书馆CIP数据核字（2019）第293253号

书　　名	不可不知的备孕知识	
	Bukebuzhi de Beiyun Zhishi	
主　　编	杨　玲　刘　雯	
策划编辑	沈蔚颖	
责任编辑	李　晶	
插　　画	王　璨	
出版发行	上海世界图书出版公司	
地　　址	上海市广中路88号9–10楼	
邮　　编	200083	
网　　址	http://www.wpcsh.com	
经　　销	新华书店	
印　　刷	上海景条印刷有限公司	
开　　本	787 mm × 1092 mm　1/16	
印　　张	8.75	
字　　数	100千字	
版　　次	2020 年 1 月第 1 版　　2020 年 1 月第 1 次印刷	
书　　号	ISBN 978-7-5192-6603-5/R·511	
定　　价	39.80元	

新时代"妇儿健康·优生科学"科普丛书编写委员会

总主编

左 伋

委 员

（按姓氏笔画为序）

丁显平　王晓红　朱宝生　刘 雯　刘国成　刘俊涛

李 力　李 京　李苏仁　李啸东　李崇高　杨 玲

沈 颖　张咸宁　苟文丽　姚元庆　夏 寅　郭长占

梅 建　程 凯　程蔚蔚　蔡旭峰　谭文华　薛凤霞

秘 书

蔡旭峰

本册编者名单

主 编

杨 玲 刘 雯

编 者

（按姓氏笔画为序）

王艳卓（山西美好蕴育生物科技有限责任公司学术部）
毛 训（重庆医科大学附属第三医院妇产中心）
左欣曌（重庆医科大学附属第三医院妇产中心）
白 茜（重庆医科大学附属第三医院妇产中心）
冯小玲（重庆医科大学附属第三医院妇产中心）
成怡敏（西安石油大学医院）
朱海燕（中国人民解放军总医院第六医学中心）
刘 雯（复旦大学上海医学院）
刘 毅（重庆医科大学附属第三医院妇产中心）
苏 萍（重庆医科大学附属第三医院妇产中心）
李真子（重庆医科大学附属第三医院妇产中心）
杨 玲（复旦大学上海医学院）
杨 娟（西安交通大学医学部）
张贵花（山西美好蕴育生物科技有限责任公司学术部）
陈 群（西安交通大学医学部）
易 萍（重庆医科大学附属第三医院妇产中心）
周宗明（重庆医科大学附属第三医院妇产中心）
侯巧芳（河南省人民医院）
夏 虹（山西美好蕴育生物科技有限责任公司学术部）
程丽历（重庆医科大学附属第三医院妇产中心）
廖世秀（河南省人民医院）

普及优生科学知识
提高妇儿健康水平

"为新时代妇儿健康•优生科学"科普丛书题

陈义汉

2019年4月20日

同济大学副校长、中国科学院院士　陈义汉教授
为本套丛书题词。

序　言

　　党的"十九大"提出中国特色社会主义进入了"新时代"。"新时代"意味着在国家的总体发展上应有新的方向、新的目标和新的追求。这其中也包括了"国民健康"。习近平总书记指出"健康是促进人的全面发展的必然要求，是经济社会发展的基础条件，是民族昌盛和国家富强的重要标志，也是广大人民群众的共同追求"。中共中央、国务院印发的《"健康中国2030"规划纲要》提出了"普及健康生活、优化健康服务、完善健康保障、建设健康环境"等方面的战略任务。《"健康中国2030"规划纲要》以健康为中心，强化预防疾病这一理念，这是"健康中国"战略的必然选择。其中妇儿健康更是衡量国家社会经济发展的重中之重，也是我们从事基础医学和临床医学医务工作者在"新时代"的光荣使命。

　　在世界图书出版公司的大力支持下，我们组织了复旦大学、中国优生科学协会、浙江大学、九三学社复旦大学委员会等社会组织中从事妇儿临床和基础的专家，编写了一套《新时代"妇儿健康·优生科学"科普丛书》，从不同视角切入，对生命诞生、备孕、孕期、围产、婴幼儿的健康进行科普化的科学指导，旨在提高社会大众对妇儿健康知识的正确认识，促进身心健康，为"新时代"的"健康中国"作出我们的一点贡献。

复旦大学上海医学院细胞与遗传医学系主任、教授、博士生导师

中国优生科学协会第七届理事会会长

九三学社复旦大学委员会常务副主委

2019年7月5日

前 言

孩子是一个家庭的希望，是一个国家的未来！从最初的精卵结合到小生命诞生这一神奇的过程，承载着无数父母的期望与期待。拥有一个健康的宝宝是每对夫妻的愿望，也是优生工作者努力的目标。要想拥有健康宝宝，夫妻双方需要从备孕开始，调整自己的心理，调理自己的身体，全身心做好迎接宝宝的准备。而做好自己的健康管理，科学的知识储备是必不可少的。在这个信息爆炸的时代，在海量的信息中去伪存真，并非一件容易的事情，需要专业的知识和大量的时间。因而科学的备孕，需要有一本由专业人员撰写的指导书籍。

此次在中国优生科学协会会长，复旦大学上海医学院左伋教授的支持与指导下，在遗传、营养、妇产领域的优生工作者共同努力下，创作了这本有关备孕的科普书籍。本书是新时代"妇儿健康·优生科学"科普丛书中的一本，希望能用简单通俗的语言将专业的知识传递给每一对夫妻，每一个家庭。

本书从介绍生育的基本要素和基础遗传知识开始，为初次备孕或准备再生育的夫妻从营养饮食、健康生活方式、良好心理状态和健康的身体等几方面提供科学的建议。

希望本书在您准备孕育新生命之际，能够答疑解惑，期待每位读者都能拥有健康可爱的宝宝！

杨玲　刘雯

2019 年 4 月

目　录

第一章　生育的基本要素

第二章　备孕应了解的遗传知识

第三章　合理饮食为孕期储备营养

第四章　备孕饮食红绿灯

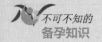
第五章 良好的工作生活方式有助于备孕

第六章 备孕应了解的感染知识

第七章 备孕前健康评估

第八章 再生育的必要准备

生育的基本要素

　　生育的基本要素包括健康的女性生殖系统和男性生殖系统等。生殖健康是指在生命所有阶段与生殖系统、生殖功能和生殖过程中有关的一切事物中身体、心理和社会适应都处于的完好状态，而不仅仅是没有疾病和功能失调。

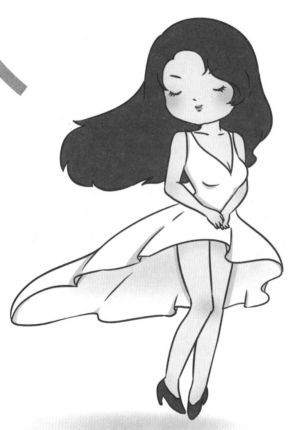

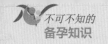
1 女性生殖系统面面观

女性生殖系统包括内、外生殖器官及其相关组织（图1-1）。女性外生殖器是指生殖器官外露的部分，又称外阴，系指耻骨联合至会阴和两股内侧之间的组织。包括阴阜、大阴唇、小阴唇、阴蒂和阴道前庭。①阴阜：耻骨联合前方的皮肤隆起，皮下有丰富的脂肪组织。青春期开始，该部位开始生长呈倒三角形分布的阴毛。阴毛的疏密和色泽存在种族和个体差异。②大阴唇：为外阴两侧一对隆起的皮肤皱襞。其前接阴阜，后达会阴。大阴唇外侧面为皮肤，有色素沉着和阴毛；大阴唇内侧面湿润似黏膜。大阴唇皮下富含脂肪组织和静脉丛等，局部受伤后易形成血肿。未产妇女两侧大阴唇自然合拢，产后向两侧分开，绝经后大阴唇可萎缩。③小阴唇：位于大阴唇内侧。为一对纵形皮肤皱襞，表面湿润，酷似黏膜，色褐、无毛，富含神经末梢，故极敏感。大小阴唇后端会合，在正中线形成阴唇系带。④阴蒂：位于小阴唇前端。为海绵体组织，阴蒂头富含神经末梢，极为敏感。⑤阴道前庭：为两小阴唇之间的菱形区域。前庭的前方有尿道口，后方有阴道口。

女性内生殖器位于真骨盆内，包括阴道、子宫、输卵管和卵巢。阴道位于真骨盆下部中央，为一上宽下窄的管道。前壁长 7~9 cm，与膀胱和尿道相邻；后壁长 10~12 cm，与直肠贴近。上端包绕子宫颈阴道部，下端开口于阴道前庭后部。子宫颈与阴道间的圆周状隐窝，称为阴道穹隆。阴道既是性交器官，也是月经血排出及胎儿娩出的通道。（成怡敏）

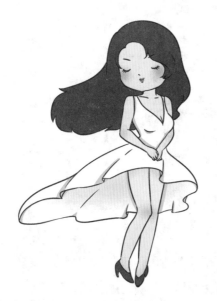

图1-1 成为母亲是每位女性的梦想

2 女性的生命之源——卵巢

卵巢左右各一，灰红色，质较韧硬，呈扁平的椭圆形，表面凸隆（图1-2）。幼女期表面平滑，性成熟后，由于卵巢屡次排卵，卵泡破裂萎缩，由结缔组织代替，故其实质渐次变硬，表面往往凹凸不平。卵巢的大小和形状，也因年龄不同而异。即使同一人，左右卵巢也并不一致，一般左侧大于右侧。成人卵巢相当于本人拇指指头大小：左侧长平均为2.93 cm，右侧长平均为2.88 cm；左侧宽平均为1.48 cm，右侧宽平均为1.38 cm；左侧厚平均为0.82 cm，右侧厚平均为0.83 cm，卵巢重约3~4 g。35~45岁卵巢开始逐渐缩小，到绝经期以后，卵巢可逐渐缩小到原体积的1/2。

卵巢分为内、外侧两面，上、下两端，前、后两缘。卵巢内侧面朝向盆腔，多与回肠紧邻，又名肠面；外侧面与盆腔侧壁相接触。卵巢上端钝圆，名输卵管端，与输卵管伞端相接，下端略尖，朝向子宫，称为子宫端。卵巢前缘有卵巢系膜附着，称为卵巢系膜缘。此缘较平直，其中央有一裂隙，称为卵巢门，是卵巢血管、淋巴管和神经出入之处。卵巢后缘游离，称为独立缘，较为凸隆，朝后内方。

卵巢是女性的生命之源，它的主要功能有

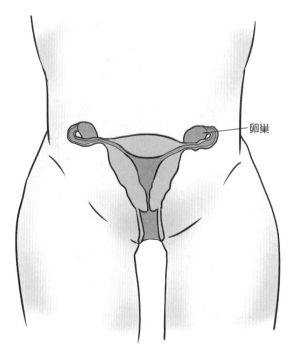

卵巢

图1-2 女性生殖系统结构图

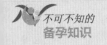
两种：一是生殖功能，即产生卵子并排卵；另一个是合成并分泌性激素，包括雌激素、孕激素、雄激素等20多种激素和生长因子，控制并维持着人体骨骼、免疫、生殖、神经等九大系统器官的正常生理功能。

卵巢功能衰退会怎样？

卵巢功能衰退就会导致：

① 生殖系统：月经不调、阴道萎缩干涩、排卵率低、性生活障碍和性冷淡等；

② 植物神经系统：潮热、易怒、抑郁、失眠等；

③ 体形：发胖，小腹臃肿、臀部下坠、水桶腰等；

④ 皮肤、毛发：干燥、失去弹性等、脱发、光泽减退；

⑤ 免疫力降低：易感冒、感染炎症或患慢性病等；

⑥ 心血管系统：动脉粥样硬化，如心肌缺血、心肌梗死；

⑦ 泌尿系统：尿道萎缩，尿多、尿频、尿失禁等；

⑧ 骨骼：颈椎病、风湿病、关节炎、骨质疏松症等；

⑨ 消化系统：胃部不适、食欲减退、便秘等。

（成怡敏）

3 生命的摇篮——子宫

子宫是产生月经和孕育胎儿的器官（图1-3），位于骨盆腔中央，在膀胱与直肠之间，形状似倒置的梨子，前后略扁，为前倾前屈位。上端宽大，高出于输卵管内口的部分称子宫底，中间膨大部分为子宫体，下端变细呈圆柱形为子宫颈，其末端突入阴道内。子宫体与子宫颈之间稍细部叫子宫峡部。子宫体内有一个三角形腔隙，称子宫腔，腔的上部与输卵管相通，下部与子宫颈管相通。

子宫壁的结构：子宫壁很厚，共分三层，由外向内为外膜、肌层和内膜。内膜内管状腺体称为子宫腺。固有膜中有丰富的小血管和淋巴管。肌层由纵横交错排列的平滑肌所组成，其中有血管贯穿其间。此层尚具有很大的伸展性，如妊娠时平滑肌细胞体积增大，以适应妊娠需要。分娩时，

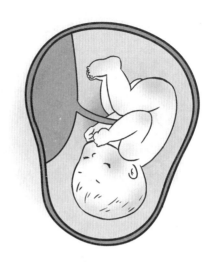

图1-3 子宫是生命的摇篮

子宫平滑肌节律性收缩成为胎儿娩出的动力。由于它的收缩，还可压迫血管，制止产后出血。浆膜由单层扁平上皮和结缔组织构成。

子宫有4对韧带，分别是圆韧带、阔韧带、主韧带和骶韧带。圆韧带，呈圆索状，位于子宫两侧，主要是维持子宫前倾位置的作用；阔韧带有前后2叶，形成骨盆漏斗韧带和卵巢固有韧带，其作用是限制子宫向两侧倾斜；主韧带在阔韧带的下部，是固定子宫颈位置、防止子宫下垂的主要结构；宫骶韧带，向后向上牵引子宫颈，维持子宫前倾位置。子宫的正常位置主要依靠子宫这些韧带，还有盆膈、尿生殖膈及会阴中心腱等结构维持，这些结构受损或松弛时，可以引起子宫脱垂。当子宫从正常位置沿阴道下降子宫颈外口达坐骨棘水平以下，甚至子宫全部脱出于阴道口外，称为子宫脱垂。（成怡敏）

4 女性的生殖细胞——卵子

卵子是人体最大的细胞（成熟卵泡的直径可达1 cm左右），也是女性独有的细胞。卵细胞(即卵子)是由卵泡产生的，是产生新生命的母

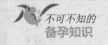
细胞。女婴出生时，每一卵巢内约含75万个原始卵泡，随着年龄的增长，绝大部分原始卵泡逐渐解体而消失。青春期开始后，每月发育一批（3~11个）卵泡，经过募集、选择，一般只有一个优势卵泡成熟(大约经历28天)，突出于卵巢表面并且排卵（图1-4）。

在人类卵巢中，卵泡的发育始于胚胎时期。胚胎6~8周时，原始生殖细胞不断有丝分裂，细胞数增多，体积增大，称为卵原细胞，约60万个。女性一生只有400~500个卵泡能发育成熟并排出，仅占总数的1%左右。其余卵泡均发育到一定程度即自行退化。随着卵巢内残余卵泡数目的减少，雌激素水平逐渐下降，并随之出现更年期症状。当卵巢内残余卵泡的数目少于一定数量时，就不再排卵和来月经了。我国妇女平均绝经年龄为49.5岁左右，80%在44~54岁。40岁以前绝经为早绝经，也就是卵巢早衰。通常情况下，每个女性体内卵泡数目从出生后就是一定的。

卵的外面具有外被，其成分主要是糖蛋白，是由卵细胞或其他细胞分泌的。在哺乳动物中这种外被称为透明带，其作用是保护卵子，阻止异种精子进入。许多卵的透明带下面（皮质部）还有一层分泌性的囊泡，称为皮层颗粒，受精时以外排的方式释放皮层颗粒能引起透明带结构变化，形成受精膜，阻止其他精子进入。卵细胞比精子有更多的细胞质。

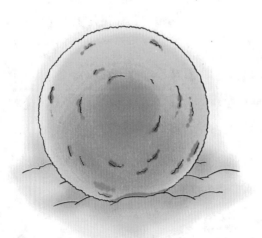

图1-4　卵子示意图

卵细胞的寿命

一个卵细胞排出后约可存活48h，在这48h内等待着与精子相遇、结合。若卵子排出后由于多种原因不能与精子相遇形成受精卵，便在48~72小时后自然死亡。失去这次受精的机会，就要等到1个月后另一个卵子成熟并被排出，重复同样的过程。左右两个卵巢通常是轮流排卵，少数情况下能同时排出两个或两个以上的卵子。如果分别与精子相结合，就出现了双卵双胞胎或多卵多胞胎。

（成怡敏）

5 男性生殖系统面面观

男性生殖系统包括内生殖器和外生殖器两个部分。（图1-5）内生殖器由生殖腺（睾丸）、输精管道（附睾、输精管、射精管和尿道）和附属腺（精囊腺、前列腺、尿道球腺）组成。外生殖器包括阴囊和阴茎。

阴茎可分为阴茎头、阴茎体和阴茎根三部分，头体部间有环形冠状沟。阴茎头为阴茎前端的膨大部分，尖端生有尿道外口，头后稍细的部分称为阴茎颈。

阴茎有两个阴茎海绵体和一个尿道海绵体，外面包以筋膜和皮肤。尿道海绵体有尿道贯穿其全长，前端膨大即阴茎头，后端膨大形成尿道球。每条海绵体的外面包被着一层纤维膜，海绵体的内

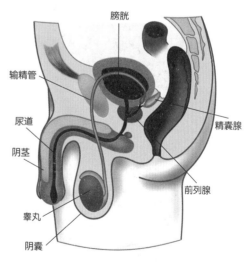

图1-5　男性生殖系统结构图

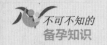

部有结缔组织、平滑肌构成的小梁，小梁间空隙腔称为海绵体腔，海绵体腔与血管相通,若腔内充血海绵体膨大,则阴茎勃起。海绵体根部附着肌肉，协助排尿、阴茎勃起及射精。阴茎皮肤薄而易于伸展，适于阴茎勃起。阴茎体部至颈部皮肤游离向前形成包绕阴茎头部的环形皱襞称为阴茎包皮。

阴囊是由皮肤构成的囊。皮下组织内含有大量平滑肌纤维,叫肉膜，肉膜在正中线上形成阴囊中隔将两侧睾丸和附睾隔开。其皮肤为平滑肌和结缔组织构成的肉膜，收缩舒张调节囊内温度。阴囊内低于体温，对精子发育和生存有重要意义。

精细胞对温度比较敏感，所以当体温升高时，阴囊舒张，便于降低阴囊骨的温度；当体温降低时，阴囊收缩，以保存阴囊内的温度。如果男孩出生后，睾丸一直不能从腹腔下降至阴囊内，称为隐睾症，如不进行手术治疗，会影响成年后的生育功能。

睾丸位于阴囊内，左右各一。呈扁椭圆体，分上下端，内外面，前后缘。表面包被致密结缔组织叫白膜。在睾丸后缘，白膜增厚并突入睾丸实质内形成放射状的小隔，把睾丸实质分隔成许多锥体形的睾丸小叶，每个小叶内含2~3条曲细精管。曲细精管之间的结缔组织内有间质细胞，可分泌男性激素。曲细精管在睾丸小叶的尖端处汇合成直细精管再互相交织成网，最后在睾丸后缘发出十多条输出小管进入附睾。睾丸具有产生精子和分泌雄性激素的双重功能。

表 1–1　男女性内外生殖器列表

		男性生殖器		女性生殖器
内生殖器	生殖腺	睾丸		卵巢
	生殖管道	附睾　输精管		输卵管
		射精管　男性尿道		子宫　阴道
	附属腺	精囊　前列腺　尿道球腺		前庭大腺
外生殖器		阴囊　阴茎		外阴

（成怡敏）

6 男性的生殖细胞——精子

人类男性的精液由精子和精浆组成，精子由睾丸产生，精浆由前列腺、精囊腺和尿道球腺分泌产生。精液是一种有机物，精浆里含有果糖和蛋白质，是精子的营养物质。另外，还含有前列腺素和一些酶类物质。每毫升为精液中的精子数一般在6000万至2亿个。有活动能力的精子占总数的60%以上。畸形精子应在总数的10%以下。在室温下精子活动力持续3~4h。

精子发生是精原细胞通过减数分裂最终形成精子的过程。精子发生分为精原细胞的增殖、精母细胞的减数分裂和精子形成三个阶段。垂体分泌的尿促卵泡素（FSH）和黄体生成素（LH）两种激素控制了精子发生的过程。精子形成是指第二次减数分裂形成的精细胞镶嵌在支持细胞近腔面上通过变态最终形成精子的过程，是精子发生的最后一步（图1-6）。

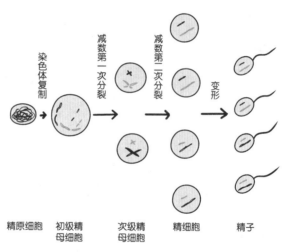

图1-6 精子形成的大致过程

精子的构成

正常精子似蝌蚪状，由头、体、尾三部分组成（图1-7）。头部略扁，呈卵圆形，轮廓规则，顶体清楚。尾细长，能运动。

9

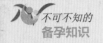

头部：主要由细胞核和顶体组成，呈圆球形、长柱形、螺旋形、梨形和斧形等，这些形状都是由核和顶体的形状决定的。核的前端有顶体，是由双层膜组成的帽状结构覆盖在核的前 2/3 部分，靠近质膜的一层称为顶体外膜，靠近核的一层称为顶体内膜。顶体内有水解酶性质的颗粒。在顶体和核之间的空腔称为顶体下腔，内含肌动蛋白。颈部：此部最短。位于头部以后，呈圆柱状或漏斗状，又称为连接段。它前接核的后端，后接尾部。在前端有基板，由致密物质组成，刚好陷于核后端称为植入窝的凹陷之中。基板之后有一稍厚的头板，两者之间有透明区，其中的细纤维通过基板接连于核后端的核膜。在头板之后为近端中心粒，它虽然稍有倾斜，但与其后的远端中心粒所形成的轴丝几乎垂直。围着这些结构有九条由纵形纤维组成的显示深浅间隔的分节柱，线粒体分布在分节柱的外围。尾部：分为中段、主段和末段。主要结构是贯串于中央的轴丝。

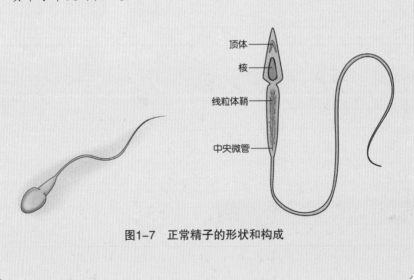

图1-7　正常精子的形状和构成

（成怡敏）

7 生命的开始——受精

怀孕真是个神奇的过程！首先需要卵子的成熟，女性1个月会有多个卵泡同时发育，但是成熟为卵子的一般就只有1个。特殊情况下如激素分泌的影响，或有双胞胎基因等原因可能会有两个卵子同时成熟。卵子成熟后，它所在的卵泡会被输卵管前端的伞状吸口"拾取"。成熟的卵泡破裂，被吸取的卵子进入输卵管，和通过阴道、子宫"长途跋涉"在那里等待的精子相遇（图1-8）。卵子排出后，一般可存活24~48 h，精子在女性生殖道内，通常只能存活1~3天。因此每个精子都要拼尽全力，奋力地游向输卵管内的卵子，最先到达输卵管的精子就有了与卵子结合的优先权。然而精子从到达输卵管的时间，最快仅数分钟，一般需要1~1.5 h。到达输卵管的这些精子，3天后就会失去受孕能力。

大量精子到达卵子周围后，当然这本

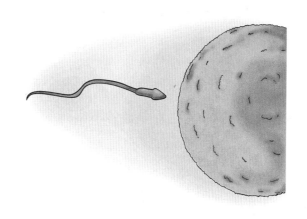

图1-8 精子与卵子的相遇

身就是一个优胜劣汰的自然选择的过程，只有最英勇的勇士才能得到青睐。胜出的精子可释放其顶体上的蛋白水解酶，溶解卵壳（放射冠和透明带），只有一个精子钻入与卵细胞接触，并发生细胞融合，完成受精过程。一旦一个精子进入卵细胞，就会发生某种反应而阻止其他精子进入。遗传物质储存在精子的头部。精子进入卵细胞后形成一个新细胞——受精卵。受精后第4日，早期囊胚进入宫腔。8天后，新孕育的胚胎寻找并定位在子宫内膜的最佳位置，并在子宫内着床。这个新生命

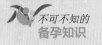
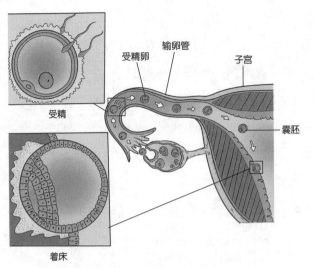

受精卵　输卵管　子宫

受精

着床

囊胚

图1-9　受精及受精卵发育、输送与着床

现在称为囊胚，已经分裂出近100多个细胞，并且开始自己分泌绒毛膜促性腺激素（HCG），并随着怀孕时间增加分泌逐渐增多。受精卵着床后就和妈妈的身体真正融为一体了。等到受精卵发育有了胎芽、胎心时，就算真正的胚胎了（图1-9）。（成怡敏）

8 男女最佳生育年龄各不相同

相信每对夫妇都希望能有一个健康聪明的宝宝。所以生宝宝最好在男女双方身体素质各方面都最好的时候，这样生出来的宝宝才能最健康最聪明。下面我们就来看看男女双方最佳的生育年龄。

女性最佳生育年龄：一般来说，女性25~29岁是生育的最佳年龄段。女性月经初潮后，需至23~25岁身体才能完全发育成熟。这个年龄阶段身体最健康，卵子质量最好，机体免疫力和适应能力亦较强，肌肉力量和骨盆韧带扩展度、柔韧性都很好。如果能在这个阶段怀孕，妊娠、分娩都会较顺利，同时产妇的妊娠并发症和剖宫产等助产概率均低于其他阶段，母亲产后恢复也较快，新生儿的身体健康可以得到保障。如果年龄过小，母体各部分的发育尚未成熟，神经内分泌系统的功能不稳定，怀孕后对自身的健康和胎儿的发育均不利；如果母亲年龄超过35岁，身体各脏器功能、生殖功能逐渐减退，妊娠期高血压疾病和妊娠期糖尿病等发病率升高，新生儿的畸形率也上升。女性进入更年期（45~55 岁）后，生育力就逐渐衰退。最后生殖器官萎缩，卵巢功能衰竭，月经停止，这时生育能力也就完全丧失了。除了与年龄相关，众多研究还表明，生殖衰老进程还受民族、种族、文化、地域、生活方式和社会经济状况等因素所影响。除遗传因素及与种族相关的基因组不同的影响外，女性早期暴露于内外不良因素，如生活习惯、饮食、疾病等，也可能成为生殖衰老在不同时间启动的触发因素。

男性最佳生育年龄：一般来说，男性的最佳生育年龄在 30~35 岁，最好不超过 35 岁。研究表明，男性精子质量在 30 岁时达到高峰，然后能持续 5 年的高质量。这个年龄段的男性精力充沛，身体健壮，精子质量最高。随着年龄的增加，精子的活力就会相对减退，源于男性的染色体疾病也有增加，胎儿各种疾病的发生率亦会相对增大。（成怡敏）

9 生殖健康

什么是健康？以前人们一直认为，不生病就是健康。现在国内外对健康的最新定义是：健康不只是不生病或没有不舒服的感觉，而是身体、精神和社会生活中的一种完美状态。

那么，什么是生殖健康呢？世界卫生组织（WHO）对其定义为：生殖健康是指在生命所有阶段与生殖系统、生殖功能和生殖过程中有关的一切事物中身体、心理和社会适应都处于完好的状态，而不仅仅是没有疾病和功能失调。

生殖健康定义包括三层含义：第一，健康状态：不仅仅是狭义的指没有疾病或不虚弱，而是指生殖系统及其功能保持正常状态，以及生殖过程所包含的一切事宜上身体、精神和社会等的健康状态。第二，性能力和生育能力：生殖健康包含人们具有生育能力，并能够有满意而且安全的性生活，同时拥有决定是否生育、何时生育及生育多少的自由权利。

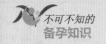

第三，安全计划生育和保健：指男女均有权获知并能实际获取他们所选择的安全、有效、负担得起和可接受的计划生育方法，以及他们所选定的、不违反法律的调节生育率方法，有权获得适当的保健服务，妇女能够安全地怀孕和生育，争取生育健康婴儿的最佳机会。

> 　　近年来，虽然人们越来越重视与自身和后代健康有关的生活质量、生殖健康以及相关事宜，但随着人们物质生活水平的不断提高，不少人难以抵抗花花世界的各种诱惑，丰富的夜生活、熬夜、吸烟和酗酒等不良饮食起居对生殖健康有很大的影响。因此，为了能拥有健康的身体，能为后代拥有健康身体的基础，我们应重视生殖健康，并从日常生活中开始做起，养成良好的生活习惯。

（成怡敏）

10 关于优生

优生的概念起源于英国，其核心为采用遗传学的相关原理确保子代的正常生存能力。优生是一门学科，其任务是研究能降低胎儿出生缺陷率的方法。目前，我国开展优生工作主要有如下几点：有明显血缘关系禁止结婚，另进行遗传咨询，提倡适龄生育和产前诊断等。

目前国家倡导优生，因为新生儿出生的质量会直接影响到一个家庭的幸福程度，另外也会直接影响到国家人口素质和未来的发展。目前我们国家综合国力不断上升，医疗技术也在不断进步，新生儿死亡率和新生儿并发症逐年下降，新生儿出生的质量得到了有效的改善。但随着社会的发展、环境的改变，大龄未婚未育男女逐年增多已成为一种常见的社会现象，尤其是在北上广等一线发达城市，平均婚育年龄明显滞后。造成这种现象的原因是多方面的，其中最主要的是社会因素，例如晚婚晚育的提倡、工作压力、医疗和教育成本的增加等。此外，人们生育观念的改变、医疗技术的发展，也造成了许多夫妇备孕年龄的逐年增高。近几年，我国刚刚全面实施"二孩"生育政策，很多生育过一胎的夫妻加入到了生二胎的行列，这种生育间隔造成许多夫妻在生育第二胎时往往已经超过 35 岁，甚至超过 40 岁，这样就会导致生育质量的下降以及新生儿缺陷等的逐渐增多。

妊娠和分娩为正常生理过程，但由于分娩和妊娠受到遗传、环境等多因素影响，危及妊娠和分娩安全性的因素，会影响新生儿出生质量。提高新生儿出生质量是提高我国人口素质、减轻家庭和社会负担的关键。因此，医生和备孕夫妇要正确认识孕前和孕期保健的重要性，尤其是对于高龄孕妇的孕前孕期指导更为重要。（成怡敏）

11 传统生育观

生育观念是生育文化的重要内容之一，是人们对生育现象的认识和态度，是人们在婚育繁衍过程中形成的观念、道德、习俗和制度的综合。它的核心是生育意愿，也称生育观，主要包括对生育子女性别的偏好，对生育子女数量的期望，生育的目的和意义，人们对生育行为的价值取向、行为准则和风俗习惯等思维模式的总和。人类的生育是与其婚姻家庭关系紧紧联系在一起的。

中国传统的生育观念在人们的印象中出现最多的便是"多子多福""重男轻女""不孝有三，无后为大""养儿防老"等。这些均反映了孔孟之道为核心的儒家思想对中国传统社会影响使生育观主要是以传宗接代，增加劳动力，增强家族势力和社会地位等为主要出发点。没有子嗣就是对祖先最大的不敬和罪恶。由于中国传统社会是典型的男权社会，家庭则是典型的男权制家庭。以男性为中心，以父系为世袭，女子婚后就由自己的父姓家族转入夫姓家族，家族的姓氏传递通过男性后裔

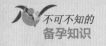

进行。生活在具有浓厚父系色彩社会中的人们，无论男女，往往都会把"传宗接代"内化为自己的生存目的，视为人生价值得以实现的一个重大目标。这些都是"重男轻女"的传统观念形成的主要原因。这些传统的生育观被很多人误解和放大后曾经给很多女性和家庭造成了不同程度的心理压力甚至家庭悲剧。

由于很多陈腐观念已经根深蒂固，要想改变这些观念可能需要几代人的共同努力，我们要通过对生育的理性科学认识将传统生育观渐变为"少生优生""生男生女一个样"的新型生育观上来。（成怡敏）

12 现代生育观

人的生育行为是受生育观控制的，有什么样的生育观就有与之相适应的生育行为。而生育文化又是生育观得以存在的环境和基础。生育观是生育文化环境在人们头脑中的具体表现。因而，生育观与生育文化是相适应的。在生育文化影响生育观的过程中，不可避免地受到来自社会经济、政治、宗教、社会观念、社会习俗等因素的影响。因此，倡导现代生育文化将引导生育观逐渐向现代方向转化。

20世纪90年代以来，市场经济的强力冲击和我国综合国力的不断提高，改变了人们固有的传统观念。精神文明建设的不断发展和经济文化教育水平的提高，使人们的生育观也从传统的"重量不重质"转变为的"重质不重量"的现代生育观。发生这些改变的原因首先是因为养育孩子的成本，不仅包括经济投入，而且还包括时间、精力、情感等的投入都明显加大。这势必影响了人们的生育意愿和对孩子的关注程度。随着投入成本的增加，人们对孩子的关注度必然从数量、性别转变为对孩子的质量、未来发展以及对整个家族命运可能发生的改变上，优生优育就成为人们的自然选择。其次，市场经济和女性思想的觉醒使得更多的女性参与就业和社会活动。女性就业渠道的拓宽和就业机会的增加使她们有可能和男性一样为家庭创造财富，人们对于养育培养男孩和女孩的差异逐渐缩小（图1-10）。

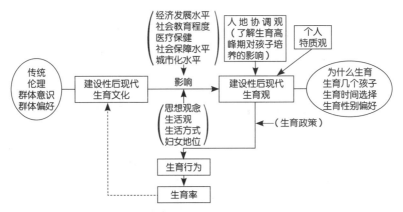

图1-10 传统生育观逐渐向现代生育观转变

竖立正确的现代生育观

"重男轻女""多子多福"的封建思想正在逐渐淡化。女性经济和社会地位的逐渐提高使得越来越多的年轻夫妇已经认识到生男生女都一样，关键是如何生育一个健康优秀的宝宝才最重要。计划生育、优生优育就成为了人们现代生育观中最为突出和重要的部分。

（成怡敏）

第二章

备孕应了解的遗传知识

基因是性状的控制者，染色体是基因的载体。当来自父亲的精子和来自母亲的卵子结合形成受精卵时，父母亲也就将自己控制性状的遗传物质传递给了孩子。

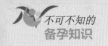
1 种豆得豆、种瓜得瓜——性状的传递

生物体所有特征的总和，称之为性状，比如花的颜色，小鸟羽毛的性状。以人类为例，性状不仅仅包括了头发的颜色、个子的高矮、眼睛的大小等外部形态结构特征，还包括血型、血压等生理生化特征，以及性格、行为方式和思维方式等。自古以来，人们在日常的生活、生产实践中就发现了性状传递的现象，于是就有了"种豆得豆，种瓜得瓜""龙生龙，凤生凤""like father, like son"的谚语。而性状从亲代（父母）向子代（孩子）传递的现象其实也就是遗传的过程。当来自父亲的精子和来自母亲的卵子结合形成受精卵时，父母亲也就将自己所有控制性状的遗传物质传递给了孩子（图2-1）。

既然孩子同时拥有了双亲的遗传物质，那么到底是该像爸爸还是该像妈妈呢？日常生活中，也经常会听人说，这个孩子的眼睛像妈妈，鼻子像爸爸。那为什么在性状表现上，孩子的某个性状更倾向于爸爸妈妈中的一个呢？早些时候，科学家们也注意到了这些事情，伟大的遗传学之父孟德尔，通过著名的豌豆杂交实验，提出了显性性状和隐性性状的概念。生物在同一种性状上可以表现出不同的类型，比如对于人类眼皮就有双眼皮和单眼皮之分，称之为相对性状。在控制相对性状的遗传物质都存在的情况下，个体表现出来的类型就是显性性状，没有表现出来的就是隐性性状。例如双眼皮相对于单眼皮就

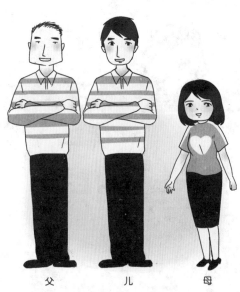

父　　儿　　母

图2-1　父母亲将自己控制性状的遗传物质传递给了孩子

是显性性状，当个体既拥有控制双眼皮的遗传物质，又拥有单眼皮的遗传物质时，往往会表现出双眼皮的性状。因而也可以得知单眼皮的个体中，控制眼皮性状的遗传物质一定都是单眼皮的。生命体的复杂性使得很多性状的表现也是多种多样的。诸如智力、身高等性状在亲代和子代间的传递并非像眼皮单双或者耳垂形状这么简单。历经无数科学家的努力，目前认为性状是由基因调控蛋白的合成而实现的，该过程还受环境因素的影响。（杨玲）

2 性状的控制者——基因

对"基因"这个词大家一定都不陌生，它是遗传的决定因子。基因这个中文词来自于英文 gene，你觉得中国科学家翻译的这个名词是不是很精妙呢？既在读音上相近，又充分表达了决定生命的基本因子这一内涵。早在 1905 年丹麦的植物生理学和遗传学家威尔海姆·约翰森（Wilhelm Johannsen）就根据古希腊文"生殖、传代"的意思，把遗传因子命名为基因（gene）。无数科学家经过一个多世纪的努力，我们现在对基因有一些了解，但还远远不够，还有许多问题需要不断地探讨。

基因或者遗传因子在化学本质上是什么可费了科学家的一番心血，甚至在 20 世纪 40 年代的生物学界引起激烈的争论。美国的科学家奥斯瓦尔德·西奥多·埃弗里（Oswald Theodore Avery）提出核酸是遗传物质，但当时包括一些获得过诺贝尔奖的科学家对此并不买账，后来越来越多的研究证明了埃弗里的说法是对的，不过此时奥斯瓦尔德·西奥

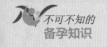

多·埃弗里已与世长辞了，诺贝尔评奖委员会对未能授予埃弗里诺贝尔奖感到十分遗憾。

在此基础上，20世纪50年代科学家就在想核酸是怎么就成为遗传物质的？当时有2位30岁出头的毛头小伙子，一个叫沃森（Watson），一个叫克里克（Crick）挑战了他们的前辈，认为核酸是由两条脱氧多核苷酸链以"配对互补"的形式组成，脱氧多核苷酸链由4种脱氧单核苷酸（分别为A、T、C、G）"随机"但又是有"规律"的连接而成；所谓"配对互补"就是两条链中一个脱氧核苷酸是A的话另一个一定是T，反过来也一样；一个脱氧核苷酸是C的话另一个一定是G，反过来也一样；作为遗传物质的两条脱氧多核苷酸链可以分开并按照"配对互补"的原则合成另一条多核苷酸链，这样就完成了遗传物质的复制和传代（图2-2）。人体有23对这样的多核苷酸链，有时以染色体的形式存在，所以一个人的细胞里有23对染色体，分别来自于父亲和母亲。

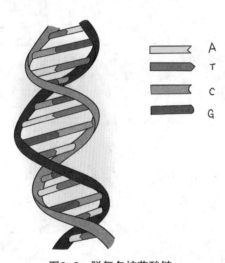

图2-2　脱氧多核苷酸链

过去认为所谓基因就是脱氧多核苷酸链上ATCG的任意而有序的组合，通过转录成mRNA，根据密码再翻译成蛋白质，最后由蛋白质决定人的各种特性。

20世纪90年代遗传科学家们合作启动了一项巨大的科学研究"人类基因组计划"，我们中国科学家也参与完成了这个研究计划的一部分。这个计划想解密人的所有基因，看看基因的是如何运作的，人可不可以操控这些基因为医学服务。

一开始对于人类如此高级的生物，科学家们估计至少有 2 000 000 个基因来决定，后来的研究发现没那么多；大概 50 000 ~100 000 个基因，"人类基因组计划"及后续的研究基本上确定人的基因数是 19 000 个，不到 20 000 个，当然这里说的基因主要指编码蛋白质的脱氧核苷酸序列，只占全部脱氧核苷酸序列 1% ~2%。这数字实在令科学家们感到意外，但说明 98% ~ 99% 的脱氧核苷酸在人的生命过程中起着重要的、复杂的调节作用，这是科学家们需要深入探索的庞大领域。

（杨玲）

3　基因的载体——染色体

之前，我们介绍了"基因"，知道了它是遗传的决定因子，那么染色体呢，就是基因的载体。基因是脱氧核苷酸双链（DNA）上的一个个带有遗传信息的片段，DNA 和蛋白质等构成了染色体，DNA 链在一种称为组蛋白的蛋白质上盘绕，然后螺旋压缩折叠，最终形成染色体的样子，其他一些蛋白比如拓扑异构酶 I 等在这个压缩过程中起到了支架的作用。

染色体的研究已有 100 多年的历史。1888 年，德国解剖学家 W. 瓦尔代尔（W. Waldeyer）在观察细胞有丝分裂和生殖细胞减数分裂时发现了染色体，因为它能够被碱性染料染色，所以起了这样一个名字。不同生物的染色体数目、结构和形态是各不相同的，而同一物种的染色体数目、结构和形态则是相对恒定的。例如，果蝇的染色体数目为 6，小鼠染色体数为 40，人类体细胞的染色体数目为 46。但由于实验技术和研究方法的限制，对人类染色体数目的确定经历了漫长的历程。直到 1956 年，华裔科学家（Joe Hin Tjio）蒋有兴和瑞典科学家艾伯特·莱文（Albert Leven）通过实验才明确证实了人类体细胞的染色体数目为 46 条。

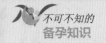

染色质和染色体是什么关系？

我们有时候也会听到染色质这个名字，染色质和染色体是什么关系呢？实际上它们是同一物质，只是在不同细胞周期中呈现的不同的形式。平时在细胞中为染色质，到细胞分裂过程中，染色质螺旋压缩成为一个个染色体，而在细胞从分裂期到间期过程中，染色体又解螺旋舒展成为染色质（图2-3）。

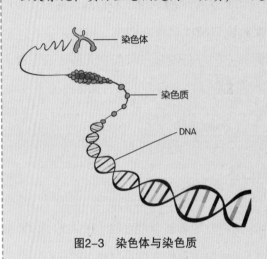

图2-3 染色体与染色质

在人类的生殖细胞卵子和精子中都是 23 条染色体，受孕时精卵结合形成的受精卵是 23 对（46 条）染色体，之后发育成胚胎、胎儿乃至出生到成体，每个体细胞中都是 46 条染色体。人类体细胞的 23 对染色体，其中 22 对染色体与性别没有直接关系，它们被称为常染色体。另外，一对与性别决定有直接关系的染色体被称为性染色体，包括 X 染色体和 Y 染色体。男性的性染色体组成为 XY，而在女性细胞中的性染色体组成为 XX。因此男性可以产生两种精子，含有 X 染色体的 X 型精子和含有 Y 染色体的 Y 型精子，两种精子的数目相等；而女性则由于细胞中有两条相同的 X 染色体，因此，只能形成一种含有 X 染色体的卵子。受精时，X 型精子与卵子结合，形成性染色体组成为 XX 的受精卵，将来发育成为女性；而 Y 型精子与卵子结合则形成性染色体组成为 XY 的受精卵，将来发育成为男性（图 2-4）。（刘雯）

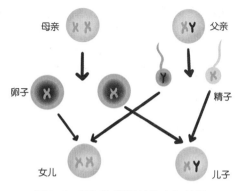

图2-4　精子与卵子的结合与性别

4 "物竞天择，适者生存"——基因突变

包括人类在内的所有生命个体，在世代交替、生殖繁衍乃至日常生命活动中，遗传物质基本上是稳定的，表现出来的就是物种性状的相对稳定。然而每个个体不是孤立存在的，有着其自然环境和社会环境，这样就难免受到各种内外因素的影响。有些因素将导致遗传物质发生某些改变，称之为突变。如果这种突变是由于DNA碱基对组成或者序列结构的变化而引起的就称为基因突变，也就是A、T、C、G四种脱氧单核苷酸排列组合发生了错误。

基因突变是生物界经常发生的遗传学事件。当精子或卵子中的基因发生突变时，突变的基因将通过精卵结合传给后代个体，后代个体的每个细胞中都将含有这种突变基因。"物竞天择，适者生存"，在漫长的自然进化过程中，一些有利于人类生存的或者适应环境的突变，就随着世代繁衍而被保留下来。人类基因组计划结果表明，在人类没有任何血缘关系的两个个体之间，有99.5 % 的细胞核 DNA 序列都是相同的，只有0.5% 左右是有差异的。然而就是比例很少的这部分差异DNA 序列造成了每个人不同的遗传组成，不仅决定了每个人不同的解剖、生理、生化等生物学特性，还包括了不同的性格特征及体育、艺术天赋等等，最终体现为多种多样的遗传多态性，也构成了丰富多彩的人类社会。

　　然而并非所有的基因突变都是中性的、无害的，大部分基因突变并不利于人类的生存。基因经过转录、翻译形成蛋白，每个蛋白都有着各自的生物学功能，参与人体的各项生命活动。当基因突变造成其编码蛋白功能异常，影响到人类生存时，这种突变就是有害的，将导致各种遗传性疾病的发生。一般将能够诱发基因突变的各种内、外环境因素称为诱变剂。

引起基因突变的因素

　　能够引起基因突变的诱变剂种类是极其复杂、多种多样的。包括了物理因素、化学因素和生物因素等几种主要类型。日常生活中比较常见的物理因素如紫外线、电离和电磁辐射等（图2-5）；化学因素如羟胺类化合物、亚硝酸类化合物、碱基类似物、芳香族化合物和烷化剂类物质等；生物因素包括流感、麻疹、风疹、疱疹等病毒和细菌、真菌等产生的毒素或代销产物。避免接触这些诱变剂将会在很大程度上减少基因突变，进而预防了遗传疾病的发生。

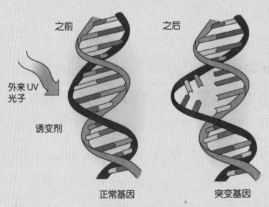

图2-5　诱变剂引起基因突变

（杨玲）

5 染色体畸变

染色体畸变是指人体细胞或生殖细胞内染色体发生的异常改变。染色体畸变可分为数目畸变和结构畸变，人体细胞的染色体数目是46条，如果染色体数目增加或者减少就是数目畸变。结构畸变呢，是染色体的结构上发生了变化，如有的染色体断裂，丢了一小段，有一种俗称为猫叫综合征的疾病就是第5号染色体断裂丢了一个小片段，导致患儿智力低下、哭声像小猫叫一样；有的两个染色体同时断裂，然后重接的时候互相接错了（这个称为易位）等。

无论数目畸变，还是结构畸变，都会导致染色体上基因的增减或位置的转移，使遗传物质发生改变，结果都可以导致染色体病。有调查在自发流产胎儿中约有 50% 是由染色体畸变所致。

那么什么情况下染色体会发生这样的畸变呢？染色体畸变可以自发地产生；也可通过物理的、化学的和生物的诱变作用而产生；还可由亲代遗传而来。能够诱发染色体畸变的因素很多，许多化学物质，如一些化学药品、农药、毒物和药物等，都可以引起染色体畸变。据调查，长期接触苯、甲苯等化学品的人群，出现染色体数目异常和发生染色体断裂的频率远高于一般人。农药中的除草剂和杀虫剂等也都是染色体畸变的诱变剂。某些药物的使用也可引起人类染色体畸变乃至产生畸形胚胎。比如抗癌药物环磷酰胺、白消安、甲氨蝶呤、阿糖胞苷等，抗痉挛药物苯妥英钠，皆可导致染色体畸变。工业毒物如苯、甲苯、铝、砷、二硫化碳、氯丁二烯、氯乙烯单体等，都可以导致染色体畸变。长期接触这些有害毒物的工人，染色体的畸变率会增高。甚至某些食品的防腐剂和色素等添加剂中所含的化学物质也可以引起人类染色体发生畸变。

大剂量的电离辐射，例如，放射性物质爆炸后散落的放射性尘埃、医疗上所用的放射线、工业放射性物质的污染也可引起细胞染色体的改变。人体感染某些病毒，如风疹病毒、乙肝病毒、麻疹病毒和巨细胞病毒时，也有可能引发染色体的畸变。

当母亲年龄增大时，特别是母亲年龄大于 35 岁以后，生育染色体病患儿的危险性就越高。这是因为生殖细胞在母体内停留的时间越长，受到各种有害因素影响的机会越多，越容易产生染色体畸变而导致后代产生染色体疾病的风险增高。（刘雯）

6 常染色体显性遗传

如果决定一种性状的基因，或者一种遗传病的致病基因，位于 1～22 号常染色体上，就是常染色体遗传。在杂合子的情况下就可以表现出这种性征或可导致个体发病，那么这个基因决定的是显性性状，就称为常染色体显性遗传。所谓杂合子呢，就是这个个体的一对染色体同一位点上基因不相同，我们以人的卷舌性状为例子，有的人能够卷舌头，有的人不能。能否卷舌是由一对基因决定的。某个人既有卷舌的基因（以A表示），也有不能卷舌的基因（以a表示），此人就是一个杂合子（Aa）。这样带有不同的基因的杂合子，所表现出的性状就是显性遗传。这个卷舌基因杂合子（Aa），他是能够卷舌的。因此卷舌就属于常染色体显性遗传（图2-6）。

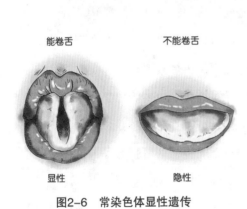

能卷舌　　　　不能卷舌

显性　　　　隐性

图2-6　常染色体显性遗传

又比如人的短指症，患者的主要症状是身材矮，手比一般人的手宽，所有的指（趾）骨都比正常人短。这是一种常染色体显性遗传的疾病。杂合子情况下就会发病，换句话说只要遗传到 1 个短指症的基因，就会致病。

在一个有常染色体显性遗传疾病的家族中，由于致病基因位于常染色体上，因而致病基因的遗传与性别无关，即男女患病的机会均等；因为是显性的，只要带有一个这样的基因就会导致疾病，在一个家族中通常连续几代都可以看到患者，存在连续传递的现象。对于患者来说，双亲中肯定有一个为患者，致病基因由患病的父亲或母亲传来。患者如果与正常人结婚生育后代，其子女有 1/2 的发病可能。（刘雯）

7 常染色体隐性遗传

常染色体隐性遗传，基因也是在常染色体上，所决定的性状或所导致的疾病也与性别无关，即男女患病的机会均等。其遗传方式是隐性的，只有隐性致病基因的纯合子，也就是说一对染色体的两个等位基因都是致病基因，才会导致疾病。如果一个人只带有一个这样的隐性致病基因，本身是不会患病的，但是他（她）的这个致病基因可以遗传给后代。这样本身不患病但带有致病基因的人我们称为携带者，常染色体隐性遗传的疾病，患者的双亲往往是正常的，但都是致病基因的携带者；患者是从父母双方各得到了一个致病的基因，成为带了一对致病基因（纯合体）的个体所以致病。

假定一对等位基因 Aa，A 是正常的基因，a 是致病基因，如果一对夫妇都是携带者（Aa），生育子女，25% 是患者（aa），50% 是不患病的携带者（Aa），25% 是正常人（AA）（图 2-7）。

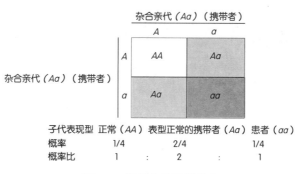

图2-7　常染色体隐性遗传

29

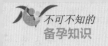

比如白化病，俗称洋白头，就是这样一种病，这个病因为黑色素不能合成，患者缺失黑色素，皮肤、毛发都发白。

因为这类疾病往往是夫妇双方都携带了致病基因传给后代导致的，所以概率比较低。家族中患者的分布往往是散发的，有时在整个家系中甚至只有一个患者；但是近亲结婚时，由于他们有共同的祖先，可能会遗传到同一个隐性致病基因，后代的发病风险明显增高。（刘雯）

8 X连锁显性遗传

我们在前面说过，性别是由性染色体X和Y决定的。女性有两条X，男性一条X和一条Y，在X和Y上的基因所决定的性状（或所导致的疾病），在遗传给下一代时存在着性别差异。如果决定一种遗传病的致病基因位于X染色体上，并且该基因是显性的，女性由于有两条X，只要其中一条X上带有这个基因就会导致疾病，称为X连锁显性遗传病。

而男性呢，只有一条 X 染色体，只要这条 X 染色体上带有这个基因都可表现出相应的性状或疾病。男性的 X 染色体只能从母亲传来，父亲传给他的是 Y 染色体。将来他又只能将他的 X 染色体传递给女儿，不存在男性与男性之间的传递。

> 抗维生素 D 性佝偻病就是一种 X 连锁显性遗传的疾病。

患儿肾小管对磷酸盐的再吸收障碍，于 1 周岁左右发病，表现出骨骼发育畸形、生长发育迟缓等佝偻病症状和体征（图 2-8）。与一般佝偻病不同的是，患儿不表现出肌病、抽搐和低钙血症。而且大剂量维生素 D 治疗不能纠正其生长发育异常。这个病，因为男性只可能从母亲一方遗传到，而女性有2条X，只要其中一条带有致病基因都可能发病，而且父母有一方有病都可能遗传给女儿，女性患者数目多于男性患者。

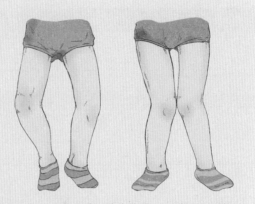

图2-8 抗维生素D性佝偻病，O型腿，X型腿

（刘雯）

9 X连锁隐性遗传

X连锁隐性遗传，是指如果一种性状或一种遗传病的决定基因位于X染色体上，且为隐性基因。因其为隐性基因，所以女性杂合子（也就是女性一个X上带有这个致病基因，另一个X上为正常基因）是不会发病的。而男性只有一个X，一旦带有这个基因即会发病。所以在人群中男性患者远多于女性患者，在一些罕见的X连锁隐性遗传病中，往往只能看到男性患者。

父亲正常，母亲无病但携带有致病基因时，致病基因是从母亲传给子女的，儿子有1/2的可能发病，女儿则不会发病但有可能从母亲那里传到致病基因而成为携带者。母亲正常，父亲患病，儿子从父亲这里传来的是Y染色体所以不会生病；女儿从父亲方传到一个带有致病基因的X染色体，从母亲那里传到的是带有正常基因的X染色体，所以女儿不会发病但是都会成为致病基因携带者。

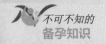

红绿色盲是一种X连锁隐性遗传病

一般没有女性患者。在家族中呈交叉传递（图2-9），男性色
盲患者的兄弟、舅父、姨表兄弟、外甥、外孙等也有可能是患者。

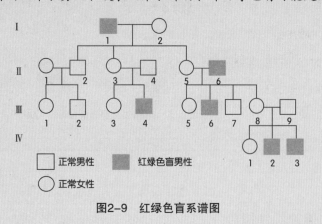

图2-9　红绿色盲系谱图

（刘雯）

10 男男遗传——Y连锁遗传

如果决定某种性状或疾病的基因位于Y染色体，随Y染色体
而在上下代之间进行传递，称为Y连锁遗传。因为只有男性才有Y染色
体，所以这种遗传是父传子、子传孙，也就是男男遗传。

外耳道多毛症基因是一种Y连锁遗传病。

患者到了青春期，外耳道中可长出2～3cm成簇的黑色硬毛，
常可伸出于耳孔之外，一个家族中男男相传，男性均患有此病，
而所有女性均无此症状（图2-10）。

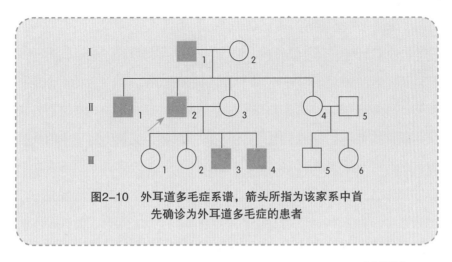

图2-10 外耳道多毛症系谱，箭头所指为该家系中首
先确诊为外耳道多毛症的患者

（刘雯）

11 母系遗传——线粒体遗传

线粒体存在于人体细胞的胞质中，为机体的生命活动供能，被称为细胞的"能量工厂"。如果没有线粒体转化合成的能量，机体的生命活动就会全部停止，而线粒体的重要性还不仅仅在于此。线粒体是人体细胞内，除细胞核之外唯一含有DNA的细胞器，具有自己的蛋白质翻译系统和遗传密码，也就是说有部分基因的编码序列是存在于线粒体内的。一个线粒体含有一个或多个线粒体DNA，而一个细胞中有很多个线粒体，也就有着很多拷贝的线粒体DNA（线粒体基因组）。如果在一个细胞或组织中，所有线粒体DNA都是相同的，即为同质性。如果恰巧因为基因突变产生了一些突变型的线粒体DNA，这样在同一个体不同组织、同一组织不同细胞、同一细胞的不同线粒体、甚至同一线粒体内有不同的线粒体DNA，这称为异质性。

1981 年，安德森（S. Anderson）等人完成了人类线粒体 DNA 全部核苷酸序列的测定。线粒体 DNA 全长 16 568 bp，不与组蛋白结合，是裸露环状双链 DNA 分子，编码区包括 37 个基因。既然同样是由 ATCG 四种脱氧单核苷酸组成的，那么线粒体 DNA 也会发生突变，进而引发

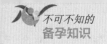

疾病，即线粒体遗传病。

与核基因组相比，线粒体DNA有特殊的结构特征，这也就使得线粒体基因组以及线粒体病的遗传有着其特殊的方式。最主要的一个特征就是"母系遗传"。当精子和卵子结合的时候，卵母细胞拥有上百万拷贝的线粒体DNA，而精子中只有很少的线粒体，受精时精子中的线粒体几乎不进入受精卵，因此，受精卵中的线粒体DNA几乎全都来自于卵子，也就是母亲啦。因此母亲可以将她的线粒体DNA传递给她的子女，但只有女儿能继续将该线粒体DNA传递给下一代，而儿子的线粒体就不能向下传递了，就是传女不传男（图2-11）。

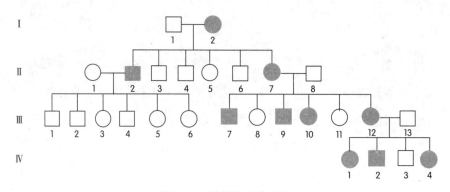

图2-11　线粒体遗传系谱

此外人类的每个卵细胞中大约有10万个线粒体DNA，但只有很少的一部分（2~200个）可以进入成熟的卵细胞传给子代，这种卵细胞形成期线粒体DNA数量剧减的过程称"遗传瓶颈效应"。而这个过程完全是随机的，也就是说每个线粒体DNA都有机会进入成熟的卵细胞。受精卵形成后，通过"瓶颈"的线粒体DNA将会不断复制、扩增，构成子代的线粒体DNA种群类型。如果母亲是具有线粒体DNA异质性的女性，也就是说母亲卵子中的线粒体DNA是不同的，那么传递给不同后代的线粒体DNA有可能是不一样的，与线粒体有关的一些性状或者疾病在后代中的表现就不同。也就是说即使是单卵双生子（来源于一个受精卵的两个个体）也可有着不同的线粒体DNA。以疾病为例的话，就是说一个线粒体疾病的女患者或女性携带者可将不定量的突变线粒体DNA传递给子代，子代个体之间有的有着很多突变线粒体DNA，有的可能只有正常线粒体DNA，因而有的会发病，有的就不会。（杨玲）

12 破译基因密码——测序技术

基因的DNA序列经过转录、翻译等一系列过程，最终形成的蛋白质能够维持性状稳定和各种生命活动。因而基因的功能很大程度是由DNA上A、T、C、G排列组合的序列决定的。那么人体内A、T、C、G是如何排列的呢？19世纪70年代，弗雷德·桑格尔（Fred Sanger）基于双脱氧终止法的原理发明了一种方法，可以测出DNA中A、T、C、G的序列，称为桑格尔测序技术或第一代测序技术。人类基因组计划就是基于这种技术，测序准确度高准确性高达99.999%，直至目前仍是测定基因序列的金标准。但是这种方法非常昂贵，测序第一个人类基因组的花费将近27亿美金。成本高、耗时长使得这种测序技术很难大规模使用。2000年后诞生的第二代测序技术，具有高通量的特点，测序时间大幅度缩短，成本逐渐降至1000美金，使得基因组测序的广泛应用成为可能。近年来测序技术又有了新的里程碑，即第三代测序技术的出现，该技术的优势是单分子DNA测序，已经在基因组测序、甲基化研究、突变鉴定（SNP检测）三个方面上有所应用。目前三代测序技术并存，根据实际需要进行选择，一般而言，第二代测序应用最广。

人类基因组测序完成时，科学家发现能够最终编码蛋白质的区域非常少，仅占整个基因组的1%，约30 Mb，被分为180 000个外显子区。由于很多已知的遗传病的突变位点位于外显子区内，因此，为了方便高效、价格低廉地进行检测，人们可以仅仅检测外显子区域的序列，称为全外显子测序。相对于全外显子测序，对于整个基因组进行测序分析的

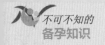
技术，称为全基因组测序。此外还有靶向目标序列测序、转录组测序和甲基化测序等。

随着测序技术不断的更新换代，不同人群，不同疾病的测序结果也迅速累积，如何解读这些测序信息也是非常重要的。对某个检测到的DNA序列变异是否与疾病的发生有关，或者是否增加患有某疾病的发病风险，抑或是否与某些药物的治疗敏感性相关，都是需要进行分级解读的。目前测序已经在日常医疗中被广泛应用，包括产前诊断，遗传筛查等（图2-12）。（杨玲）

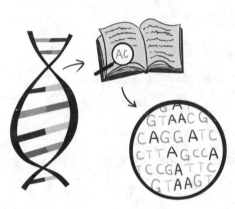

图2-12　破译基因密码

13 染色体检测技术

一般在有丝分裂中期，染色体的形态是最容易辨认和区分的，也是分析染色体的最好时机。因此，只要通过人工的方法使细胞停留在分裂中期，并将这些中期的细胞收集起来，进行染色体分析就可以发现是否存在染色体畸变了。一般将来自分裂中期一个细胞内所有的染色体称为中期分裂象。通常使用秋水仙素来让细胞停留在分裂中期，之后通过低渗液使细胞体积膨大，细胞内的染色体散开；再经固定液固定处理后滴片，获得大量的中期分裂象。中期分裂象经吉姆萨染料染色后，就可得到可供观察的染色体标本，称为非显带染色体。为了便于分析，将一个体细胞中的全部染色体，按照大小和形态特征进行排序，这种图像就是核型（图2-13）。以人类染色体为例，23对，46条染色体分为7组，如有染色体数目畸变就会一目了然的检测出来。一般常用体外培养细胞、外周血淋巴细胞、骨髓细胞、胸水细胞、腹水细胞、性腺活检标本、胎儿绒毛标本、实体瘤标本、胎儿羊水细胞以及皮肤、肝、肾等标本中的细胞进行染色体标本制备。这些细胞标本大都要经过体外培养后才能制作成染色体标本，只有少数标本可以直接用于制作染色体

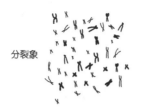

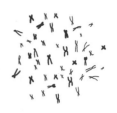

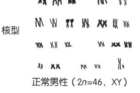

正常男性（2n=46，XY）　　　正常女性（2n=46，XX）

图2-13　正常人类染色体核型图

标本，如骨髓细胞、胎儿绒毛以及胸水、腹水和性腺活检标本等。

有一些细微的染色体畸变不能通过非显带染色体发现，需要用到染色体显带技术。如果在染色体标本染色之前，先经过一定程序处理，就会发现染色体的长轴上显现出明暗或深浅相间的横行带纹，称为染色体带。这种使染色体显带的方法，则称为显带技术。通过显带技术，使各号染色体都显现出独特的带纹，从而构成染色体的带型。每对同源染色体的带型基本相同而且稳定，非同源染色体的带型各不相同。显带技术包括Q显带、G显带、R显带、T显带、C显带、N显带和高分辨显带，每种技术侧重的染色体观察范围各有不同，目前最常用的是G显带（图2-14）。

此外荧光原位杂交（FISH）和光谱核型分析（SKY）技术则是对传统显带技术的补充，能够检测出更细微的染色体畸变。（杨玲）

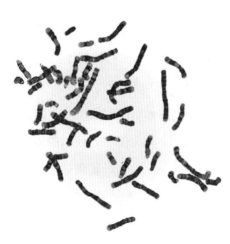

图2-14　G显带

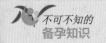
14 试管婴儿：体外受精——胚胎移植技术

1978年，世界上第一个试管婴儿路易斯·布朗（Louise Brown）在英国诞生了，从此很多不孕不育的夫妇拥有了属于自己的孩子。婴儿真的是在试管里长大的吗？当然不是，因为以目前的科学技术，胚胎还无法在体外培养至足月。所以试管婴儿技术只是对体外受精-胚胎移植技术的统称。从人体取出精子和卵子作为配子，在体外环境下授精形成胚胎的过程称为体外受精；而将形成的胚胎移植回子宫腔内，并使之着床发育成胎儿的过程就是胚胎移植。因而体外受精-胚胎移植技术是一种辅助生殖技术，用于不孕不育的治疗。由于在体外受精-胚胎移植过程中最初精卵结合，受精卵的形成是在试管中完成的，所以这种技术通常就被称为试管婴儿技术，其实整个过程中仅仅只有几天时间是在体外的。

目前临床上常见的有第一代、第二代和第三代试管婴儿，代与代之间并没有好坏之分，只是适用的不孕不育情况不同。第一代试管婴儿技术适用于母亲因素导致的不孕，包括子宫内膜异位症、严重的输卵管疾病、免疫性不孕症、卵泡不破裂综合征以及某些不明原因的不孕等，最早的试管婴儿技术就是针对双侧输卵管堵塞的患者进行研发的。第二代试管婴儿技术则主要适用于父亲原因导致的不孕，如严重的少精症和弱精症、无精症、生精功能障碍、男性免疫性不育（有抗精子抗体等）、精子无顶体或顶体功能异常以及第一代试管婴儿失败的。

体外受精-胚胎移植过程主要包括了促排卵、卵泡监测与取卵和或精子的优选与处理使之获能和诱导顶体反应、体外受精、胚胎的体外培养、挑选和适时移植以及移植后护理（图2-15）。第一代和第二代试管婴儿的主要差别就在于是对卵子还是对精子的处理上。

如果夫妻双方中一位或两位有明确遗传异常，而又渴望有一个属于自己的健康宝宝时，就可以尝试第三代试管婴儿技术，也就是胚胎植入

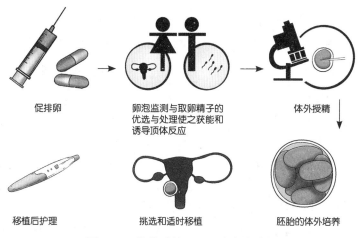

促排卵　　　　　卵泡监测与取卵精子的　　　　体外授精
　　　　　　　　优选与处理使之获能和
　　　　　　　　诱导顶体反应

移植后护理　　　　挑选和适时移植　　　　胚胎的体外培养

图2-15　体外受精——胚胎移植过程

前遗传学诊断（PGD）。胚胎植入前遗传学诊断是在体外受精——胚胎移植技术的基础上，从卵子、胚胎或囊胚中取部分细胞作为样本进行遗传学检测，选择不致病胚胎进行移植。目前临床上常用的PGD取材包括极体活检、卵裂球活检和滋养外胚层活检。通过显微操作技术取材后，应用单细胞PCR、FISH技术，比较基因组杂交（CGH）、基因芯片等技术进行快速检测，包括染色体检测、特定基因检测、性别鉴定等，检测为正常的胚胎再植入母体子宫（图2-16）。

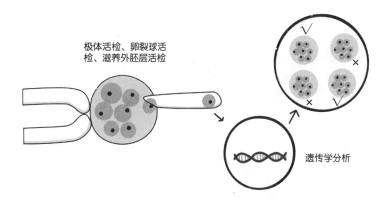

极体活检、卵裂球活检、滋养外胚层活检

遗传学分析

图2-16　胚胎移植前通过遗传学检测选择不致病胚胎

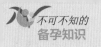
PGD技术将产前诊断时限提早到胚胎植入之前，避免了产前诊断可能引起的出血、流产和感染以及伦理问题，将人类遗传缺陷的发生掌控在最早阶段，所以为降低遗传病发生率、控制遗传病患儿出生等提供了新的途径。

PGD 的适用情况

PGD技术主要适用于有3次或3次以上自然流产经历的不孕症夫妻；有2次或2次以上辅助生殖手段失败经历的夫妻；性连锁遗传病患者，或相关基因的携带者；部分单基因遗传病患者。而是否需要进行体外受精——胚胎移植技术，以及选用哪一代的试管婴儿技术，完全取决于夫妻双方的情况。

（杨玲）

15 基因编辑技术

基因上A、T、C、G的排列组合决定了生物体的性状，而内外环境因素导致DNA序列的改变（基因突变）将引起性状的变化，乃至疾病的发生。那么是否可以将突变的ATCG序列再变成正常序列呢？基因编辑就是这样的一个技术，可以对目的基因进行改造，就像平时使用word软件，字符的替换、删减或者添加，只是这里替换、删减或者添加的是A、T、C、G核苷酸。（图2-17）

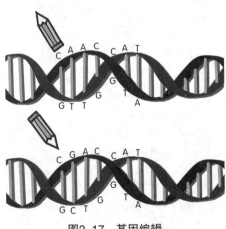

图2-17　基因编辑

在进化过程中，人类往往会保存下对人类有用的突变，如成熟后不容易脱落的麦穗、能被驯化的动物等，其实这个过程正是利用了自然界的基因突变，而基因编辑技术则加速了这种改变。那么要想进行基因编辑，就需要一种可以定向改造 DNA 序列的"手术刀"，在目前存在的基因编辑技术中，这把"手术刀"往往是一种特别的蛋白质。为了实现对目的基因某一位点的编辑，首先要找到这个需要改造的位点，然后将这种特别的蛋白质带到位点附近，进而由该蛋白对 DNA 双链进行切割或者碱基替换等操作。

随着科技的不断发展，基因编辑技术不断创新，包括锌指核酸内切酶技术、转录激活样效应因子核酸酶技术和 CRISPR/Cas 技术等。其中 CRISPR/Cas 系统更为精确、高效、简便和廉价，还有可能对多个基因同时进行改造。也正是由于 CRISPR/Cas 的这些优点，使得对包括人类在内的大多数生物进行基因操作更为便利。目前基因编辑被广泛应用于和人类生活息息相关的日常生活中，如对种植作物的优化，提高其抗病性等等。除了在农业上的应用，基因编辑技术也对医学的基础研究和临床治疗有了很大的促进作用。

人体细胞包括体细胞和生殖细胞（精、卵），针对体细胞或者生殖细胞进行基因编辑有着本质的不同。对于体细胞的基因编辑将有可能治疗疾病，因为从理论上讲，基因编辑能够将突变的基因变成原有的正确基因序列，是最为理想的基因治疗技术，但是包括 CRISPR/Cas9 在内的基因编辑技术都存在脱靶效应，也就是有可能编辑的并不是最先设计的错误的位点，导致基因编辑失败。此外基因编辑技术还存在一些尚未克服的问题，如 CRISPR-Cas9 技术在临床应用中可以引发严重的免疫反应。因此有待于基因编辑技术的不断发展和完善，从而为疾病，特别是某些没有很好治疗方法的遗传病提供更好的治疗。

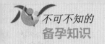
基因编辑的争议

然而科技发展都是一把双刃剑，如果基因编辑技术应用于生殖细胞，而这个生殖细胞又参与了受精，并形成受精卵发育成胚胎的话，那么受影响的就不仅仅是这个细胞本身，而可能影响整这个细胞发育成的个体，甚至影响由该个体遗传下去的子子孙孙，至此基因编辑的结果将被扩散，影响人类社会。目前为止，科学家还没有办法对基因编辑后的长期安全性，特别是跨世代的安全性进行有效评估。所以针对生殖细胞的基因编辑研究尚有伦理争论。

（杨玲）

第三章

合理饮食为孕期储备营养

强壮体魄、合理膳食、均衡营养是孕育新生命必需的物质基础，而备孕过程中最基础、最重要的优生方法就从饮食习惯的调整开始。合理营养是一个综合性概念，它既要求通过膳食搭配满足人体需要的能量、营养素种类和摄入量，又要合理的烹调，以利于各种营养物质的消化吸收和利用。

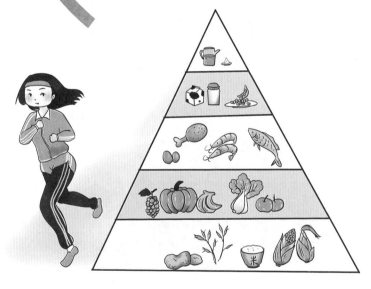

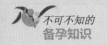
1 对备孕而言，营养素真的很重要

强壮体魄、合理膳食、均衡营养是孕育新生命必需的物质基础，而备孕过程中最基础、最重要的优生方法就从饮食习惯的调整开始。

"营"就是谋求的意思，"养"是养生的意思，营养指谋求养生，是生命体不断地从外界摄取所需物质以维持生命活动的过程。通俗地讲，营养就是摄取食物，经过消化吸收利用食物中身体需要的物质以维持生命活动的整个过程。这些维持身体正常生长发育、新陈代谢所需的物质叫作"营养素"。现代医学研究表明，人体所需的营养素不下百种，其中一部分可由自身合成、制造，约有 40 种营养素无法自身合成，必须由外界摄取。营养素细分后可概括为蛋白质、脂肪、碳水化合物、矿物质、维生素、水和膳食纤维素 7 类。健康的继续是营养，营养的继续是生命。

随着人们生活水平的提高，对饮食的考虑也从"吃饱"转向"吃好"，营养的核心是"合理"，包括"吃什么""怎么吃""吃多少"，合理营养是一个综合性概念，它既要求通过膳食搭配满足人体需要的能量、营养素种类和摄入量，又要合理的烹调，以利于各种营养物质的消化吸收和利用。

中国营养学会对备孕人群的饮食也给出形象化指导（图3-1），并在膳食指南中强调为了避免营养素缺乏对受孕成功和妊娠结局的不良影响，备孕妇女应在一般人群合理饮食的基础上补充3点：①调整孕前体重至适宜水平；②常吃含铁丰富的食物，选用碘盐，孕前3个月开始补充叶酸；③禁烟酒，保持健康生活方式。

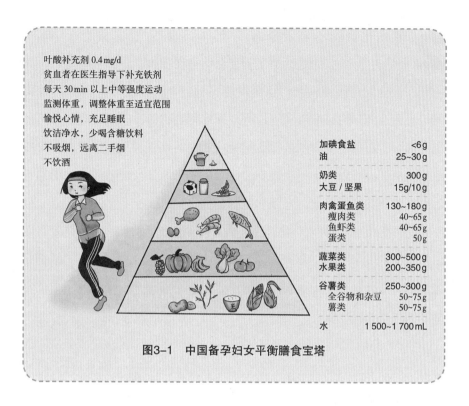

叶酸补充剂 0.4 mg/d
贫血者在医生指导下补充铁剂
每天 30 min 以上中等强度运动
监测体重，调整体重至适宜范围
愉悦心情，充足睡眠
饮洁净水，少喝含糖饮料
不吸烟，远离二手烟
不饮酒

加碘食盐	<6 g
油	25~30 g
奶类	300 g
大豆 / 坚果	15g/10g
肉禽蛋鱼类	130~180 g
瘦肉类	40~65 g
鱼虾类	40~65 g
蛋类	50 g
蔬菜类	300~500 g
水果类	200~350 g
谷薯类	250~300 g
全谷物和杂豆	50~75 g
薯类	50~75 g
水	1 500~1 700 mL

图3-1　中国备孕妇女平衡膳食宝塔

如今生活节奏越来越快，合理餐食所花费的时间成本、金钱成本越来越大，加之食物种植、加工、运输、储藏过程所造成的进一步营养流失，最后进入到我们餐桌上的食物所含的营养素越来越少。当通过天然食物膳食无法满足人体对各种营养素的需求时，通过营养素补充剂来达到营养平衡，预防营养缺乏可以说是最有效简便的途径：一方面可以防止营养素缺乏导致的畸形，如孕前提倡服用 3 个月叶酸就是基于此的考虑；另一方面必要的营养素可以提高机体的机能，保证孕妈和宝宝的健康，为孩子构建一道严密的保护网。当然对于有这样需求的女性，建议咨询专业临床营养师或者医生，选择通过国家有关机构审核认证的营养素补充剂。（夏虹　张贵花）

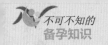
2 碳水化合物不等于米面

食物中可以提供能量的营养素有碳水化合物、蛋白质和脂肪，其中碳水化合物是最廉价的，也是供能比例最大的，占55%~60%。食物的碳水化合物分为可吸收利用的有效碳水化合物和不能消化的碳水化合物。米饭、面条等主食中因富含可吸收利用的有效碳水化合物而成为主要能量来源，所以碳水化合物不完全等同于米面。人可以吸收利用的有效碳水化合物包括单糖、双糖和多糖。

单糖是碳水化合物的基本结构单位和功能单位，双糖、多糖分别是由两个或者多个单糖结合而构成。食物中的碳水化合物都必须先消化成为单糖，方可被机体吸收利用。由于分子结构不同，因此各种碳水化合物吸收速度也存在差异。

单糖、双糖等是简单碳水化合物，最根本的特点就是吸收速度快，进而引起血糖短时间的快速升高，并刺激胰岛素的释放，胰岛素应答后，血糖快速下降，所以你吃的多，还饿的快！血糖浓度这样大幅度波动，非常容易损伤组织细胞形态和功能。常见的蛋糕点心、水果、果汁、精米精面多含简单碳水化合物。

复杂碳水化合物消化过程需要在特定条件下进行，所以其消化吸收的时间要明显长于简单碳水化合物，进食后血糖水平会缓慢上升，而且释放能量的过程也是缓慢的，从而避免了血糖的急速波动。复杂碳水食物有荞麦、豆类、燕麦片，糙米饭，红薯，玉米等（图3-2）。

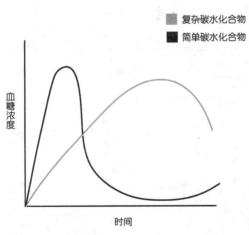

图3-2 简单碳水化合物VS复杂碳水化合物能量曲线

人不能消化的碳水化合物，如纤维素。膳食纤维是一种不能被人体消化吸收的碳水化合物，大麦、豆类、胡萝卜、柑橘、燕麦和燕麦糠等食物都含有丰富的膳食纤维，它使人有饱腹感，利于减肥；能够软化大便，增加大便的水分，促进肠胃蠕动，缓解便秘；同时膳食纤维也能吸附肠道中的有害物质以便排出；改善肠道菌群，为益生菌的增殖提供能量和营养。

备孕人群碳水化合物的正确摄入

　　对于备孕人群，过多摄入高糖食物可能会引起糖代谢紊乱，甚至成为潜在的糖尿病患者，易诱发孕期糖尿病，危害孕妇健康和胎儿的正常生长发育，导致早产、流产或死胎等不良结局。所以主食要多样，粗细搭配，按照中国备孕妇女平衡膳食宝塔指导：备孕女性平均一天摄入谷薯类 250~300g，其中加工精度低的全谷物和五谷杂粮 50~75g，薯类 50~75g，水果中碳水化合物含量高，也需要注意摄入量，一天 200~350g 即可。

（夏虹　张贵花）

3 合理搭配，让脂类变"肥"为宝

　　越来越多的人正以前所未有的严苛态度要求和管控自己的体型，肥胖恐惧与减肥焦虑成为现代人的流行病，很多朋友都"谈脂色变"，包括备孕女性，脂肪在三大产能营养素中是最受歧视的一个。脂肪还带来了健康方面的困扰，三高问题、心脑血管问题，都和脂肪相关。于是人们开始追求低脂，低胆固醇食物，不吃肉，少碰油，超市里也摆满了低脂、低热量的"应景"食物。

　　那脂类在我们的饮食中到底应该何去何从？接下来，我们深度认识一下脂类（图3-3）。

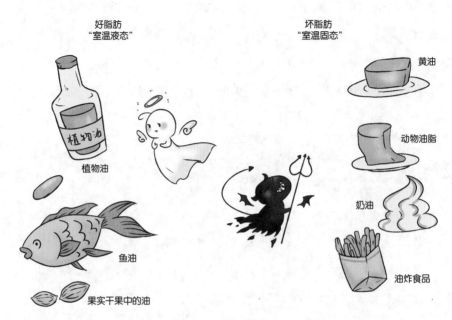

图3-3　区别"好脂肪"与"坏脂肪"

　　一般来说，脂肪和类脂合称为脂类。脂肪包括我们常见的动物油和植物油。类脂包括磷脂（卵磷脂、脑磷脂、神经磷脂）和固醇类（胆固醇、植物醇、酵母固醇）两类比较重要的化合物。首先脂肪是人体的结构物质和储能物质，为人体高效地提供热量。其次脂肪组织在内脏器官周围填充衬垫，保护和固定器官，避免摩擦和移位。而且脂肪在胃肠蠕动中起到润滑作用，还有，爱美的备孕女性请注意哦，皮脂腺分泌的脂肪对我们的皮肤也有润滑作用呢。类脂中的卵磷脂可使大脑神经及时得到营养补充，有利于消除疲劳，缓解神经紧张，对胎儿、婴儿来说，它更是神经发育的必需品，因此准妈妈从备孕时就要足量摄入卵磷脂。

　　除了这些，脂类参与人体很多代谢，没有脂类，胆固醇，性激素、肾上腺皮质激素和维生素D_3都无法合成，生殖、内分泌等系统的功能会紊乱；没有胆固醇合成的胆汁酸做原料，脂肪的消化吸收就会发生障碍，就会出现多种机能失调，导致心脑血管及多脏器的病理变化。

脂类的合理摄入

脂类也不是十恶不赦，合理摄入对我们更重要。很多食物中都富含脂肪，我们来了解一下它们各自的特点以及食用注意事项。①畜禽脂肪组织：过多畜禽脂肪对心脑血管疾病不利，所以建议吃畜禽肉的时候少吃肥肉。备孕女性平均一天摄入畜禽蛋肉类在130~180 g，其中瘦禽肉类 40~65 g，鱼虾类 40~65 g，蛋类 50 g。②植物油：室温下多为液体形态，常称为"油"，如豆油、花生油、菜籽油、芝麻油、茶子油，可以补充到一些人体所需要的必需脂肪酸。烹调油控制在平均每天 25~30 g。③坚果：大豆和坚果平均每天可分别摄入 15 g 和 10 g。坚果中油脂含量可高达 44%~70%，以不饱和脂肪酸为主，其中 α－亚麻酸被称为植物脑黄金，对于备孕、孕妈、哺乳期宝妈来讲尤为重要，足量摄入可以很好的保障宝宝大脑发育，但是食物中含量较少，建议专项补充。

（夏虹 张贵花）

4 营养素界的扛把子——蛋白质

蛋白质是一切生命的物质基础，没有蛋白质就没有生命。那这位"扛把子"蛋白质到底有多厉害呢？

首先蛋白质是身体重要的"建筑材料"，人体的生长发育、新陈代谢都需要蛋白质的参与。要想皮肤吹弹可破，头发顺滑光亮，肌肉饱满健硕，蛋白质可是万万不能少的，尤其对于对处于生长发育期的青少年、

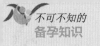
孕妇，足够的优质蛋白质更为重要。

其次蛋白质是构成重要生理活性物质的成分，如酶、激素、抗体等。人体像一个热火朝天的化工厂，场内一切代谢、生化反应都是在酶、激素的调节下进行的，抗体犹如工厂的护卫队，保护其不被细菌和病毒侵害……他们分工明确，各负其责，以保证各个代谢有条不紊地进行。

再者蛋白质能供给能量。用蛋白质供能与其他功能相比有点大材小用，但当能量极度缺乏时，蛋白质也可以用于产生能量救急。

如何想方设法让身体里那些生理活性物质都积极工作，不偷懒呢？我们不妨从他们的结构来分析，氨基酸是构成蛋白质的基本单位，由于氨基酸种类、数量以及空间结构的不同和差异，与人体相关的 20 种氨基酸可以合成无数种蛋白质。在这 20 种氨基酸中成人只有 8 种是必须从外界食物中摄取的，称为必需氨基酸，其他十几种都可以自给自足。因此食物中所含必需氨基酸愈齐全，在种类和数量上与人体蛋白质愈接近，其营养价值就越高，例如，动物类食品蛋、奶、肉、鱼以及植物大豆。

为了让蛋白质更好的被人体吸收利用，烹饪时可以搭配不同类型的食材，食材种类越多越好，同时食用效果更佳，如动物性和植物性食物混合食用的营养价值比单一食用好，瘦肉配豆腐做成肉沫豆腐就是一个不错的搭配。

蛋白质的合理摄入

对于常人而言，食物多样化基本能满足人体对蛋白质的需要。蛋白质作为一种营养素，它有每日推荐摄入量标准，过量摄入不但是一种浪费，而且对人体健康也是有危害的，一来在体内转化成脂肪，造成脂肪堆积诱发相关疾病；二来过量蛋白质分解会产生大量的氮元素增加肾脏的负担，加速骨骼中钙质的丢失引起骨质疏松。蛋白质并不是多多益善，适量即可。对于适龄备孕女性每天需要55 g蛋白质，即平均一天摄入畜禽蛋肉类130~180 g，其中瘦禽肉类40~65 g，鱼虾类40~65 g，蛋类50 g，大豆15 g。

（夏虹　张贵花）

5　喝骨头汤补钙不靠谱

基于中国人的饮食现状和习惯，很多人是缺钙的，大部分孕妈妈在怀孕前就是钙质不足的，因此对于备孕夫妇来讲，补钙工作应该尽早做起。喝骨头汤是很多人补钙的常用方法，家里熬制骨头汤直到汤变得浓稠，好像钙都溶出来了。但事实上骨头汤补钙效果微乎其微，因为动物骨骼钙含量虽然较高，但难溶解于水，即便添加了醋，钙含量也不会太多。所以用骨头汤补钙的方法是不科学的。

那到底应该怎么补钙才更有效呢？

①食补。调整饮食习惯，均衡摄入，这不仅是最安全最合理的补钙方式，也是大家乐于接受和改善的方式。可多吃些含钙丰富的食物，如奶和奶制品、动物肝脏、蛋类、豆类、硬果类、虾皮、芝麻酱、紫菜、海产品、山楂及一些绿色蔬菜。但要注意饮食搭配，菠菜、麦片等含有草酸植酸，烹饪前需要焯水，不然钙与植酸、草酸结合，会形成不溶性钙盐，这样钙就不能被充分吸收利用。②通过营养素补充剂补充。如果通过食品还不能满足身体所需，可在医生或者营养师指导下服用补钙产品。

（夏虹　张贵花）

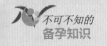
6 正确补铁助力备孕

备孕期是一个很特殊且重要的阶段，这个阶段的营养状态直接决定孕早期乃至整个孕期里孕妈妈和宝宝的发育情况。膳食指南提出备孕时补铁也是很值得关注的问题之一。

铁元素在体内含量甚微，但却是人体生理过程中必需的元素，铁在人体中参与血蛋白、细胞色素及各种酶的合成，运输氧和营养物质，当铁元素缺乏时，会出现缺铁性贫血，女性面色红润有光泽离不开铁元素。此外，铁元素和人体免疫力、神经系统发育、脾气等有很大关系。怀孕前如果缺铁，可导致早产、胎儿生长受限、新生儿低出生体重以及妊娠期缺铁性贫血等。

育龄妇女因生育和月经失血特殊生理过程，体内铁储备往往不足。孕妇贫血影响婴儿早期血红蛋白合成、引起贫血，对胎儿及新生儿智力和行为发育产生不可弥补的影响。因此，备孕必须重视补铁，补铁要趁早。

怎样有效补铁？

女性备孕补铁需要在医生或者营养师等专业人士的指导下进行，根据自身情况选取有针对性的补铁方案，这样才能做到有效补铁。对于没有确诊为缺铁性贫血的女性，建议饮食做调整，做好铁储备工作。经常摄入"铁三角"，即动物肝脏、动物血和瘦肉等含铁丰富、利用率高的动物性食物，每天应该有瘦畜肉 50~100 g，每周 1 次动物血或畜禽肝肾 25~50 g。同时摄入含维生素 C 较多的蔬果，如青椒、油菜、柑橘、猕猴桃、鲜大枣等，可提高膳食铁的吸收与利用率。如果孕前在医院确诊为缺铁性贫血的女性，在积极调整饮食的基础上开始口服补铁药物，及时治疗和纠正贫血。

关于补铁有很多种民间说法，这里做集中解释：①铁锅炒菜补铁不科学。炒菜时确实有微乎其微的铁元素会溶解并被人体摄入，但是吸收太少，不如食补直接。同时，让铁溶解有很多条件要求，而且反应过程中会产生高价铁，过程不可控，可能对身体造成危害，因此刻意用铁锅炒菜过程中溶解的铁作为人体补铁来源不科学。②菠菜补铁效果差。根据食物成分表所述，菠菜中含有铁元素，但植物性食物中的铁为非血红素铁，吸收率非常低。同时植物性食物中含有植酸、草酸等，明显抑制铁的吸收和利用。因此菠菜补铁效果不佳，植物性食物（尤其是叶类蔬菜）最好不要生吃，水煮或者炒会有效降低草酸含量。③枣、阿胶不补铁。阿胶、枣补血，是中国人的"常识"。中医理论认为阿胶、枣对年老体弱、贫血、血虚等症状均有较好的补益作用。但中医中血虚和贫血不是一回事，阿胶、枣本身含铁并不丰富，所以靠阿胶、枣补铁不科学。但是鲜枣中含有大量维生素 C，与含铁丰富的食物同时食用，补铁效果会更好。

（夏虹　张贵花）

7　夫妻同心，齐力补锌

锌被人们誉为"生命之花""智力之源"。对于备孕夫妇来讲，锌有着更加深远的影响。

在备孕期间人体需要的营养比较多，缺锌可能影响食欲，影响到营养元素摄入和补充；而且缺锌还会影响免疫力，容易受到疾病的侵扰，影响夫妻双方身体状况，不利于更好的备孕。

缺锌可以使人体生长发育迟缓，而且会导致女性乳房不发育，无月经，男性精子数量减少，精子活力降低，甚至无精子，因此缺锌也是导致女性不孕和男性不育的一个原因。对于备孕夫妇来讲，锌元素也是营养评估时重要的营养素之一，在平时的饮食中要注意锌元素的摄入，以保证妊娠的顺利进行。成人缺锌的话，一般可以采取食补的方式来摄入。

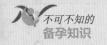
怎样有效补锌

　　动物内脏、瘦肉类、贝类海产品都为锌的良好来源，一般动物性食物中含锌量高于植物性食物，每 100 g 动物性食品中大约含锌 3~5 mg，而每 100 g 植物性食品中大约含锌 1 mg，并且动物性蛋白质分解后所产生的氨基酸还能促进锌的吸收。各种植物性食物中含锌量比较高的有豆类、南瓜子、花生、小米、萝卜、大白菜等，平时平衡膳食，不偏食，多摄入含锌丰富的食物。食物补锌的优点是比较安全，缺点是补锌的效果比较慢。

　　除了食物补锌的方式之外，成人补锌还可以选择一些补锌制剂。目前市场上有很多种补锌产品，选择的话要慎重一些，要考虑元素补充剂量、补充形式以及与其他营养素关系，因此建议这一过程在专业人士的指导下进行。（夏虹　张贵花）

8 备孕补碘，"碘"到为止

　　碘是人体健康必需的微量元素，对人体甲状腺的健康起着十分重要的作用。很多人是通过碘盐认识到碘元素加碘盐是碘元素的重要来源。碘缺乏造成人体代谢紊乱，从而使得人体生长发育滞后。女性妊娠前及整个孕期碘缺乏均可导致脑蛋白合成障碍，可影响胎儿发育，尤其是神经、肌肉使新生儿生长发育迟缓、认知能力低下等。碘缺乏对大脑神经造成的损害是不可逆转。

对于备孕女性而言除规律食用碘盐外，从计划怀孕开始至孕期就要每周加食1~2次海产品，每次20~40 g。海洋生物含碘量很高，如海带、紫菜、鲜海鱼、蛤干等，陆地食品中动物性食品含碘量高于植物性食品，蛋、奶含碘量相对稍高，其次为肉类，淡水鱼的碘含量低于肉类。植物含碘量是最低的。

　　任何营养素的摄入都需要适量，我们可以利用"参考摄入量"这一数据评估个体营养素摄入情况。长时间高碘和低碘摄入都会影响甲状腺功能的正常发挥，造成甲状腺器官病变和损伤。因此补碘时，碘摄入量不宜过高、不宜过快提高剂量，正常成人补碘后机体尿碘水平应低于300 μg/L。

　　对于备孕人群来讲，一定提前做全面体检，了解自身的营养状况，另外在医生或者营养师的指导下，及时调整自己饮食情况。必要时，高碘地区人群可以适时选择无碘盐，缺碘地区人群选择营养素补充剂。（夏虹　张贵花）

9　胡萝卜与维生素A

　　维生素A是最早被发现的维生素，参与体内一系列的生理活动，它主要作用是保持皮肤、骨骼、牙齿、毛发健康生长，还可以促进视力，保证生殖功能良好的发展。说起维生素A，大家很快就可以联想到胡萝卜。但实际上胡萝卜中并不含有维生素A，那为什么还说吃胡萝卜可以补充维生素A呢？

　　维生素A的来源主要有两种：一种是维生素A醇，直接进入身体被利用，只天然存在于动物性食物，动物肝脏中含量相对丰富；另一种是胡萝卜素，以β胡萝卜素为主，主要存在于深颜色蔬果中（如胡萝卜、

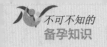

柑橘、西兰花、菠菜、南瓜等），β胡萝卜素本身没有生物活性，它是维生素 A 的前体物质，经过一系列代谢才会转化成维生素 A。但是转化过程中会降低生物利用率，不同植物来源的 β胡萝卜素转化率也不同，并且会受到其他诸多因素的影响，如烹饪方法、是否有脂类物质参与等。美国约翰霍普金斯医学院金南医师的研究发现，如果为了转化足量维生素 A，过量的胡萝卜素会影响干扰类固醇合成，影响女性生殖功能。

动物肝脏，是维生素 A 的优势来源。因此合理饮食的基础上，在医生、营养师的指导下选用合适的营养素补充剂查漏补缺，成分和剂量都要考虑衡量，补充量过少无法满足身体需要，过量容易引发其他风险。（夏虹　张贵花）

10 补充维生素D应该从备孕就开始

维生素的重视乃至临床推广是在近期逐渐兴起的，最开始人类认识并重视维生素D是因为维生素D可以促进钙吸收，预防佝偻病的发生，因此维生素D与钙成为黄金搭档。

随着基础研究的不断深入，发现维生素 D 是一个多功能信号分子，会影响很多器官及系统正常功能的发挥，维生素 D 的缺乏会导致男性精子质量和繁殖能力下降。对母体本身而言，孕期血清维生素 D 的水平与早产、过期产、子痫前期及妊娠期糖尿病等疾病发生息息相关，同时也会影响胎儿的生长发育，很多慢性疾病、免疫类疾病发病概率升高。相对于其他人群，备孕男女对维生素 D 的摄入尤其需要关注，许多食物是维生素 D 的天然来源，如各种奶酪、大马哈鱼、金枪鱼、蛋黄和动物肝脏，但天然食物中维生素 D 的含量有限。还有一种方法更为方便快捷——晒太阳。理论上来说，有些人是可以只通过晒太阳就能吸收足量的维生素 D 的，但这其中有许多影响因素：包括生活所在的区域，季节气候的影响，还有白天时间的长短以及其肤色等等。若在室内隔着玻璃晒太阳，是无法达不到效果的。最好在户外，或宽敞的阳台上，需要裸露胳膊等皮肤，涂抹防晒、打伞等都会使得效果大打折扣。

由于生活习惯、生活环境等方面影响，膳食来源的维生素 D 补充均缺乏，室外活动少、防晒霜的使用，这些人类文明的进程都会导致维生素 D 的缺乏，维生素 D 确实需要补充，但不要盲目。

如何正确补充维生素 D？

首先，我们绝不能忽略最基本的方式：运动、饮食和阳光是我们保持健康的根本，有些健康食品例如早餐麦片，奶粉橙汁都常标志含有添加的维生素 D。适量补充维生素 D 可以弥补现代工业给我们带来的"副作用"，《中国居民膳食营养素参考摄入量》中推荐：孕期维生素 D 的推荐摄入量为 $10\mu g/d$，所以，若要自己和宝宝更健康，补充维生素 D 应该从备孕就开始了！

（夏虹　张贵花）

11 维生素E除了美容养颜，还有助于备孕

维生素E有抗氧化、预防衰老的作用，因此经常作为护肤品的明星成分出现。而对于计划生育的女性而言，维生素E是备孕的法宝之一。

维生素 E 又称生育酚，从名字我们不难看出它和怀孕的密切关系。维生素 E 能促进性激素分泌，使女子雌性激素浓度增高，增加卵巢功能，黄体细胞增大并增强黄体酮的作用。缺乏时生殖器官受损不易受精或诱发习惯性流产。维生素 E 对男性的生殖健康也很重要，它可以增强男

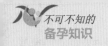

性精子的活力，还可以防止性器官老化，同时还具有使输精管再生等作用。对男性来说，在备孕期间多补充维生素E，可以提高精子的活力，能使妻子更容易受孕。

一般来说，从日常饮食中摄取维生素E是最安全的，而且正常饮食基本能满足所需要的维生素E。维生素E广泛存在于各种油料种子及植物油中，在谷类、坚果类和绿叶蔬菜中都含有一定量的天然维生素E，特别是种子的胚芽中。玉米、小麦胚油、豆油、芝麻、葵花籽油、菜籽油、花生油含维生素E也很丰富。另外，肉、蛋、奶和鱼肝油等中也含有一些维生素E，可以适当地吃。

补充维生素E的注意事项

需要注意的是，维生素E很容易在烹饪过程中流失，所以为了获取更多的维生素E，平时的烹调方式需要适当更改，需要注意平时烹调时间不能太长，温度也尽量不要太高，一定要记住：越是简单的烹调方式，越能更好地保留维生素E。

当然，如果经过医生或者营养师的评估发现，饮食摄入无法满足身体需要时，建议在专业人士指导下进行，过多摄入对身体也会产生副作用。（夏虹　张贵花）

12 备孕夫妻双方都要补叶酸

叶酸也称维生素B9，是一种广泛存在于绿色蔬菜中的B族维生素，最早从植物叶子中提取而得，故命名为"叶酸"。叶酸，是怀孕必不可少的元素。叶酸几乎参与所有的生化代谢过程，对细胞的分裂生长及核酸、氨基酸、蛋白质的合成起着重要的作用，是胎儿生长发育必不可少的营养素，叶酸的缺乏可导致胎儿畸形、胎儿神经管发育缺陷，增加无脑儿、脊柱裂、早期自然流产、新生儿体重过轻、早产以及婴儿腭裂（兔唇）等发生的风险。人体缺乏叶酸时，红细胞发育和成熟过程受到影响，从而导致巨幼红细胞性贫血。近期有研究显示，服用含叶酸的营养素补充剂，可能会减少准妈妈患先兆子痫的风险。

备孕男性也需要补充叶酸

事实上，不是只有备孕女性需要补充叶酸的，备孕男性也是需要补充叶酸的，叶酸主要和遗传物质的合成有关，孕妇孕早期需要足量叶酸来保证细胞的增殖过程以完成胚胎发育。而男性提供的精子的主要物质内容就是遗传物质，所以精子质量和体内叶酸水平在很大程度上是息息相关的。如此说来，在备孕期间及时足量补充叶酸可提高男性精子质量，减少精子染色体异常，减少精子畸形发生，使胎儿健康成长。所以备孕夫妻双方都要至少提前 3 个月补充叶酸。

（夏虹　张贵花）

13 备孕期这样补充叶酸

那备孕期间叶酸该怎样补充呢？《围受孕期增补叶酸预防神经管缺陷指南（2017）》给出了较为详细的指导意见：

无高危因素的妇女：建议从可能怀孕或孕前至少 3 个月开始，每日增补 0.4 mg 或 0.8 mg 叶酸直至妊娠满 3 个月。

有神经管缺陷生育史的妇女、夫妻一方患神经管缺陷或男方既往有神经管缺陷生育史的妇女：建议从可能怀孕或孕前至少 1 个月开始，每

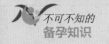
天增补 4 mg 或者 5 mg 叶酸，直至妊娠满 3 个月。

患先天性脑积水、先天性心脏病、唇腭裂、肢体缺陷、泌尿系统缺陷，或有上述缺陷家族史，或一、二级直系亲属中有神经管缺陷生育史的妇女建议从可能怀孕或孕前至少 3 个月开始，每天增补 0.8 mg~1.0 mg 叶酸，直至妊娠满 3 个月。

患糖尿病、肥胖、癫痫的妇女或者患胃肠道吸收不良性疾病的妇女：建议从可能怀孕或孕前至少 3 个月开始，每天增补 0.8 mg~1.0 mg 叶酸直至妊娠满 3 个月。

正在服用增加胎儿神经管缺陷风险药物的女性，正在服用卡马西平、丙戊酸、苯妥英钠、扑米苯巴比妥、二甲双胍、甲氨蝶呤、柳氮磺胺吡啶、甲氧苄啶、氨苯蝶啶、考来烯胺等药物的妇女，建议可能怀孕或孕前至少 3 个月开始，每天增补 0.8 mg~1.0 mg 叶酸，直至妊娠满 3 个月。

此外，指南还建议有特殊情况的备孕妇女酌情增加补充剂量或延长孕前增补时间：①居住在北方，尤其北方农村；②饮食中新鲜蔬菜和水果食用量小；③血液叶酸水平低；④ MTHFR 677 位点 TT 基因型；⑤备孕时间短。对于高同型半胱氨酸血症妇女，指南建议每日增补至少 5 mg 叶酸，直至血液同型半胱氨酸水平降至正常后再考虑受孕，且持续每天增补 5 mg 叶酸，直至妊娠满 3 个月。

备孕期男性：每天补充 0.4 mg 或 0.8 mg 叶酸。（侯巧芳）

14 植物脑黄金α–亚麻酸

孕期补脑是孕妈妈关心的"大事"，谁都想宝宝聪明健康赢在起跑线上，DHA是大脑发育的必要结构物质。有的孕妈妈会在怀孕以后额外补充DHA制剂，但研究发现DHA不是直接补充多少都能被人体吸收的。

20 世纪 90 年代中期，学者开始研究 DHA 的前体"α–亚麻酸"，随着研究的逐步深入，在 n-3 系（包括 α-亚麻酸、EPA 和 DHA）中，世界卫生组织、我国卫生部、中国营养学会一致认定 α-亚麻酸才是 n-3 系的唯一必需脂肪酸。与 EPA、DHA 相比，α-亚麻酸才是大脑发育关键性必需营养素，其对大脑组织结构发育成熟和网络功能复杂化完善具有重要的营养学和生理学意义。按照民间"以形补形"的说法，核桃是补脑的首选食品。从营养成分来讲，核桃是油脂性坚果，脂肪酸的不饱和程度很高，特别富含 α-亚麻酸。

补充 α-亚麻酸的途径

α-亚麻酸是人体必需脂肪酸，体内不能自身合成，这就意味着 α-亚麻酸的摄取途径只有一个，那就是体外膳食补充。国外研究已证实补充 α-亚麻酸足量的孩子平均智商要高出社会群体 20~30 分。其次 α-亚麻酸能增强胎儿视力发育。此外，α-亚麻酸能促进胎儿的功能和形体发育，特别是对发育不良的胎儿能促进机体发育到正常水平，促进产后皮肤和体形的恢复，促进泌乳，增强母乳含量，增强孕产妇身体抵抗力。因此看来 α-亚麻酸营养健康两代人。

α-亚麻酸是人们要专项补充的一种基础营养素，一种必需营养素，一种严重普遍缺乏、急需补充的营养素。单纯靠食物补是不够的，需要通过额外的营养素补充剂。（夏虹　张贵花）

15 营养素补充剂选择"潜规则"

孕期营养缺乏或营养过剩有可能导致出生缺陷，孕妇营

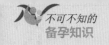

养问题已直接威胁到中华民族的人口素质。营养是健康的重要物质基础,在2017年国务院发布的《国民营养计划(2017—2030年)》中明确指出开展生命早期1 000天营养健康行动,提高孕产妇、婴幼儿的营养健康水平。

为了更有效、便捷解决营养问题,大家开始选用营养素补充剂。由于中国人与外国人在饮食习惯、生活环境等方面都有差异,营养补充剂的设计理念和配方也不同,因此不能盲目选择。药店里营养补充剂琳琅满目,但知名知味不知"芯",营养补充剂到底怎么选?这个问题深深地困扰着很多备孕的朋友们,今天可以给大家提供几个原则和方法。①营养补充剂不能代替正常的饮食。我们平时的饮食和生活习惯对我们的健康影响最大,首先应从平衡的膳食中获取营养素,然后在专业人士的评估下,了解具体营养情况,结合目前生理状态和营养需求再去选择合适的补充剂。②看标签批准文号,选择过审合格产品。认清保健食品的法定标志,是正确选购保健食品的重要环节。每个保健食品批准文号只能对应一个产品,如同身份证号码一样,消费者可以登录国家食品药品监督管理总局网站(www. cfda.gov. cn)"数据查询"栏目查询产品的真实情况。例如在"数据查询"栏目通过关键字"孕产妇"查询适合于孕产妇服用的营养素补充剂得到的结果为阿法林 - 润康胶囊片剂(孕产妇专用型),批准文号为"卫食健字(1997)第 387 号"。③选择适宜孕产妇的营养补充剂。选择产品最简单的方法就是仔细阅读保健食品标签说明书。有的会标注适宜人群以及不适宜人群。 同时可以与医生、营养师等专业人士交流,确定目前营养状态、按照个人的差异,认真选择,不能按照送礼习俗,胡乱的选择,选购目标是只买对的。④确认剂量。很多人在对营养素补充方面存在一个误区,以为维生素补充的越多越好,其实不是这样。过量补充很容易引发安全隐患,根据中国营养学会《中国居民膳食营养素参考摄入量》我们不难发现,每一种营养都有推荐摄入量

（RNI），有的营养素还标注了可耐受最高摄入量（UL），推荐摄入量是可以满足某一特定性别、年龄及生理状况群体中绝大多数（97%~98%）个体的需要。可耐受最高摄入量是平均每日可以摄入某种营养素的最高量。超过这个量，就意味着存在健康风险。（夏虹 张贵花）

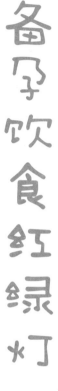

第四章

备孕饮食红绿灯

为了成功受孕和避免不良妊娠结局，备孕女性有必要为孕期做好物质基础。而所谓的物质基础指的就是备孕女性的营养储备情况，营养素的摄入通过食物的方式，备孕女性需要科学而有效的备孕餐。

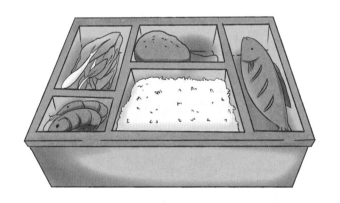

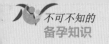

1 备孕餐应该这样吃才科学

为了成功受孕和避免不良妊娠结局，备孕女性有必要为孕期做好物质基础。而所谓的物质基础指的就是备孕女性的营养储备情况，营养素的摄入通过食物的方式，那备孕餐怎么吃才科学呢（图4~1）？

（1）食物多样，谷物为主。食物多样指的是每天的膳食应包括谷薯类、蔬菜水果类、畜禽鱼蛋奶类、大豆坚果类等。备孕的女性每天至少摄取12种食物，每周至少摄取25种食物。谷物为主指谷薯类食物所提供的能量占膳食总能量的一半以上，每天摄入谷薯类食物250~300 g，其中全谷物和杂豆类摄入50~75 g，薯类食物摄入50~75 g。

（2）吃动平衡，健康体重。吃动平衡也就是指食物的摄入量与身体的活动量要保持平衡，才能维持健康的体重，标准的体重指数范围是18.5<BMI<23.9。女性在标准体重范围内是最有利于优生的，所以备孕的女性尤其要注意体重管理，为迎接宝宝打造肥沃的土壤。

（3）多吃蔬果、奶类、大豆。蔬果、奶类、大豆是维生素、矿物质、优质蛋白质等营养素的良好来源。备孕女性要做到餐餐有蔬菜，每天摄入300~500 g，深绿色蔬菜占1/2；天天吃水果，每天摄入200~350 g新鲜水果，不能用果汁代替水果；吃各种各样的奶制品，每天喝300 g奶或吃相当量的奶制品；经常吃豆制品和坚果，每天摄入豆制品15 g、坚果10 g。

（4）适量吃鱼、禽、蛋、瘦肉。鱼、禽、蛋、瘦肉可提供人体所需要的优质蛋白质和微量元素，但有些含有较多的饱和脂肪酸和胆固醇，对人体健康不利，所以要适量吃。每天摄入130~180 g，优先选择鱼和禽，鱼虾类40~65 g，瘦畜禽肉40~65 g，蛋类50 g，吃鸡蛋不弃鸡蛋黄。

（5）少盐少油，控糖限酒。培养清淡的饮食习惯，少吃高盐和油炸的食品，每天食盐不超过6 g，每天烹饪油25~30 g；控制添加糖的摄入量，少于25 g；每天7~8杯水（1 500~1 700 ml），提倡白开水，不喝或少喝含糖饮料，备孕女性应停止饮酒。

（6）"铁""碘""叶酸"都要补，让宝宝赢在起跑线。多吃含铁丰富的食物，如动物血、肝脏及红肉含铁量高且容易被吸收，缺铁或贫血的育龄女性需在医生的指导下补充铁剂。备孕期的女性除规律食用碘盐外，每周再摄入一次含碘的食物，如海带、紫菜、贻贝（淡菜）。备孕夫妇双方应从计划怀孕前3个月开始服用叶酸补充剂。叶酸补充剂为0.4 mg/d。

（7）备孕期间营养素摄取的首选方案是从饮食中获得全面、平衡和足量的微量营养素。俗话说"理想很丰满，现实很骨感"，受文化教育背景、生活和饮食习惯等因素的影响，难以保证膳食指南的落实，营养素补充剂成为膳食查漏补缺的最佳选择，但此过程建议在专业人士指导下完成。

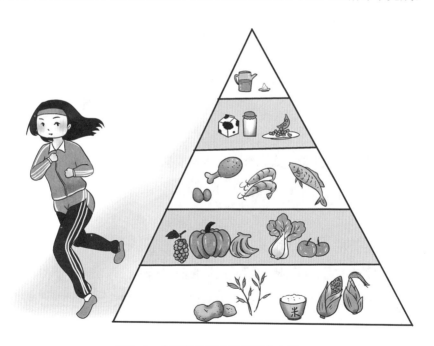

图4-1　中国备孕妇女平衡膳食宝塔

（夏虹　王艳卓）

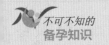
2 "外食族"和"便当族"也要讲究搭配

许多职场人士都会选择在外就餐或是自己带便当，由此出现了许多外食族和便当族，如点外卖、吃街边小摊、带便当，深受大家喜

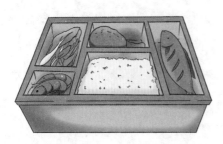

爱（图4-2）。这种饮食方式虽然方便快捷，但可能会丢掉了营养，尤其对于备孕的女性，如果忽视了备孕期间营养的补充，或许对胎儿的健康成长埋下隐患。

图4-2 做个健康的"外食族""便当族"

给外食族开"良方"。选择品种多样，避免只有淀粉的食物，最好搭配鱼、蛋、肉、蔬菜，注意经常更换食物的种类；尽量减少在外就餐的频次，在家做饭少油少盐，补充全谷杂粮、蔬菜水果、奶类坚果等在外就餐摄入较少的食物；办公室要备"战粮"作为额外补充，如水果、坚果、奶类等；适当地吃营养素补充产品，来摄入"全面、平衡、足量"的营养素。

为便当族献"良策"。"便当族"同样需要保证充足的能量，含蛋白质、维生素和矿物质的食物必不可少。应以五谷为主，荤素结合，多吃蔬菜，搭配适当的鱼、蛋、肉类，遵循少油、少盐、少糖的原则，还要常备水果、坚果，适时、适量食用。（夏虹　王艳卓）

3 发黄的大米、发芽的土豆不能吃

"霉菌虽小，五脏俱全"，虽然霉菌看起来仅存在表面，但其根部通常扎根很深，肉眼看不到。霉斑不仅会在当前的食物上扩散，而且会感染周围食物。吃发霉变质的食物容易引起食物中毒，最常见的症状是剧烈的呕吐、腹泻，同时伴有中上腹部疼痛。同时霉菌产生的霉菌毒素会干扰生殖过程，影响胚胎发育，所以食物如果发霉，最保险的做法把它丢进垃圾桶。

大米作为全球超过一半人口的主食，为人体提供活动所需的热量、蛋白质等营养。那么，当大米发黄的时候还能吃吗？首先，大米发黄分为两种表现形式图（4-3），一种是黄变米，主要是因为存储不当变黄、结团、甚至生虫，它含黄曲霉素，有毒，不能吃。另一种是黄粒米，主要是因为大米未及时脱粒、暴晒造成的。黄粒米无毒，可以食用，但营养价值低，色、香、味均会受到影响。

土豆富含蛋白质、膳食纤维等营养，深受许多人的喜爱，但土豆中也存在一种毒性相当强的"天然物质"——龙葵碱。当土豆变青、发芽时，龙葵素的含量会大大增加，中毒症状一般表现为恶心、呕吐、腹疼、头晕、呼吸困难等。即使将发芽的土豆去掉芽后，还会残留龙葵碱，也会引起中毒，所以不宜食用发芽的土豆（图4-4）。

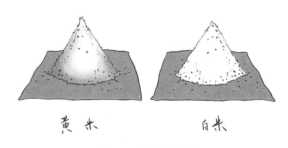

黄米　　　　白米

图4-3　发黄的大米

所以说，对于这些发生霉变的食物，我们学会说不。在挑选食物的时候，如果发现不正常的水果，即使再便宜，也不要购买。（夏虹　王艳卓）

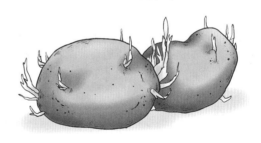

图4-4　发芽的土豆

4　长期素食不利于备孕

素食受到越来越多的人推崇，"素食"，在很多人眼里是时尚的代名词，毕竟素食中的脂肪含量较低，膳食纤维含量较高，能达到控制体重的目的。然而大量临床资料显示，素食不适合备孕期的男女。

长期素食可能导致不能生育，胆固醇是制造性激素的基本原料，主要存在于动物性食物中。长期素食会对体内激素分泌造成破坏性影响，并且不利于制造精子和卵子，人体对饮食营养的需求不仅仅是品种全面，而且还要保持膳食平衡。

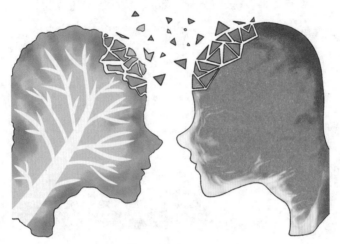

图4-5　荤素合理搭配有助于备孕

长期素食，会导致哪些营养素丢失？

- 长期素食容易导致蛋白质的缺乏。
- 长期素食容易导致钙、铁、锌等矿物质的缺乏。
- 长期素食容易导致维生素 A、维生素 D 和维生素 B$_{12}$ 的缺乏。

长期素食容易导致蛋白质的缺乏。植物性食物中除大豆外，其他优质蛋白质的含量较低。备孕女性缺乏蛋白质，不容易受孕，还会出现内分泌代谢障碍、精神不振、记忆力下降等不良后果。对于蛋奶素食者，可以通过奶类、蛋类摄取部分动物蛋白；对于完全素食者来说，可通过吃大豆及豆制品、干果中如杏仁、开心果、腰果等摄取植物蛋白。

　　长期素食容易导致钙、铁、锌等矿物质的缺乏。植物性食物中钙、铁、锌等矿物质的含量少，且含有较多的植酸和草酸，会阻碍钙、铁、锌的吸收。女性如果在备孕期间钙、铁、锌储备不够，孕期容易出现缺铁性贫血、影响骨骼健康、胎儿生长发育等不良后果。对于蛋奶素食者，可以通过奶类、蛋类摄取部分钙、铁、锌。对于完全素食者，则需要从深绿色蔬菜摄取钙、铁，从全谷类摄取铁、锌，从豆类摄取钙、铁、锌。

　　长期素食容易导致维生素 A、维生素 D 和维生素 B_{12} 的缺乏，因为这些营养素多存在于动物性食物中，备孕期女性缺乏这些营养素，容易在孕期的时候导致胎儿畸形、死亡、流产、引起低钙血症、恶性贫血等不良后果。蛋奶素食者可以通过奶类、蛋类摄取部分维生素 A、维生素 D、维生素 B_{12}，完全素食者可以通过西洋菜、西兰花、芥菜等获得维生素 A；完全素食者的饮食中维生素 D 的含量比较低，可以通过多晒晒太阳，自身合成维生素 D，也可以适量地补充含有维生素 D 的保健食品；其他如菌藻类、发酵类食品等也是维生素 B_{12} 的部分来源。

　　长期素食有利有弊，不能为了所谓的"健康主义"而放弃肉食，特别是对备孕夫妇。建议大家荤素合理搭配，最好定期去营养科评估自身营养状况，必要时选择营养素补充剂（图4-5）。（夏虹　王艳卓）

5　日常饮食，警惕甜蜜的负担

糖类，是人体的主要能量来源，吃糖能给人带来愉悦感，不过，有糖的生活虽然很甜蜜，不知不觉中可能会使你陷入"甜蜜的陷阱"中（图4-6）。

　　备孕期间摄入过多的糖易引发肥胖，而女性在标准体重范围内是最

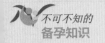
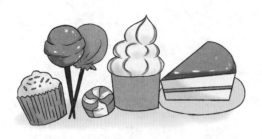

图4-6 "甜蜜的陷阱"

有利于优生的，体重过重或者过轻是不利于受孕的。孕前体重与新生儿出生体重、婴儿死亡率以及孕期并发症等有着密切的联系，高体重的备孕女性患慢性病疾病的风险高、生出巨大儿的风险也高。如果摄取过多的糖，会导致血糖异常，容易引起妊娠合并糖尿病，危害孕妇健康和胎儿的正常生长发育。

为了不让"甜蜜"变"负担"，我们应该注意些什么呢？

警惕生活中的"隐形糖"，有些食品吃起来不是很甜，但含糖量却惊人，如薯片类、加工肉制品等食品，所以在购买加工食品时学会看标签，成分中糖含量排在前几名的食品慎买。用新鲜的水果替换甜食，尽量减少在外吃饭的频次，在家吃饭可以更好地控制糖的摄入量。

（夏虹　王艳卓）

6 迎战备孕，坚果少不了

坚果含有非常丰富的营养，素有"美颜之果""长寿之果""抗衰之果"等称呼，可以说是零食中的首选（图4-7）。对于备孕的女性，吃坚果有什么好处呢？

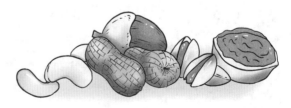

图4-7 备孕零食的首选——坚果

坚果富含不饱和脂肪酸和十几种氨基酸。脂类是大脑发育所需要的第一营养成分，而坚果富含油脂多，且多以不饱和脂肪酸为主，可促进脑细胞发育，因此对于备孕的女性，坚果是补脑、益智的佳品。

坚果蕴含丰富的 B 族维生素和维生素 E。坚果中丰富的维生素 B_1、维生素 B_2 和维生素 B_5 对大脑神经细胞十分有益，帮助人体代谢以释放出能量，有利于备孕女性调整好自己的体重。维生素 E 能够提高生育能力，为孕育健康的宝宝提前做准备。

坚果是多种矿物质的宝库。坚果含有钙、铁、锌等多种矿物质。备孕期间钙量补充充足，可以使宝宝出生后较少出现缺钙症状；备孕期间补铁可以预防孕中晚期贫血；锌能促进卵泡发育成熟，帮助备孕男女受孕，也可以预防早产和流产。

坚果富含优质的蛋白质。坚果含有 15%~20% 的优质蛋白质，蛋白质是生命的基础，任何有生命的东西都离不开它。如果在怀孕之前，体内摄取的蛋白质含量不足，容易导致不孕。即使成功受孕也会因蛋白质不足导致胚胎发育迟缓、出生缺陷。所以，从备孕期开始，就要注重补充优质的蛋白质，这样才能提高受孕质量，为孕育健康聪明的宝宝做好准备。

备孕期间可以吃核桃、榛子、花生、开心果、松子等坚果，能够补充多种营养素。但由于坚果中热量、脂肪含量高，备孕期间女性每天坚果的摄入量控制在 10 g 左右。（夏虹　王艳卓）

7 备孕期间用水代替饮料

"不舒服就多喝点热水"，这句话是很多女性常听却非常不想听到的一句话了，似乎热水就像是"万能药"，哪里不舒服喝它都能缓解。那么它到底有哪些好处呢（图4-8）？

在经期多喝热水，能够提高体内的温度，有助于促进血液循环，从

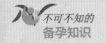

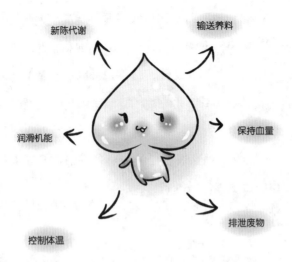

新陈代谢　　　　　输送养料

润滑机能　　　　　保持血量

控制体温　　　　　排泄废物

图4-8　水对身体有着非常重要的作用

而缓解痛经，特别是由于受凉后引起的痛经，多喝热水能有效地缓解；喝热水能够刺激肠胃蠕动，促进消化，备孕的女性多喝热水能够排出体内的毒素，利于控制体重，同时能起到预防、改善便秘的作用。

　　每天靠喝咖啡续命的人备孕期间怎么办？现如今咖啡、茶、碳酸饮料等深受人欢迎，能够提神醒脑，口感好。但是咖啡、茶、碳酸饮料中含有咖啡因，过多摄入咖啡因会减少女性体内雌激素的分泌，影响卵巢排卵功能的运转，降低受孕成功的概率。因此备孕的女性尽量少喝浓茶、咖啡、碳酸饮料。

　　　　由于受个人喜好、生活习惯等因素的影响，有些人不能做到完全不喝，当然女性在备孕期间也不是一滴茶都不能碰，可以适量地喝一点淡绿茶，切记不要喝浓茶，也不要天天把茶当白开水喝。小剂量的咖啡还是可以饮用的，美国饮食协会推荐孕期咖啡量的摄入每天少于300 mg。但对于碳酸饮料则是能不喝就不喝。

（夏虹　王艳卓）

第五章

良好的工作生活方式有助于备孕

准爸爸准妈妈都希望能够生一个健康可爱的宝宝，都希望怀孕的过程可以平安顺利，而怀孕是一段将会持续40周的旅程，在这段美好的旅程到来之前，我们应该把准备的工作做得足够充分，以良好的工作生活方式来迎接新生命的到来。

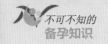

1 吸烟是备孕的禁忌

男性精子每3个月左右更新1次，香烟中含有的尼古丁有杀精作用。吸烟者精子数量减少，畸变率增加。吸烟时间越长、吸烟数量越多，畸形精子数越多，精子的活动能力越差。男性吸烟时间在一年以上，他的精子畸形率可超过20%。男性每日吸烟超过10支，胎儿畸形发生率将增加2%；如果每日吸烟超过30支，畸形精子比例超过20%，存活率仅为40%左右。丈夫吸烟会增加妻子自然流产风险，增加生下脑瘫儿的可能，增加孩子患非过敏性哮喘的比例。丈夫如果15岁以前开始抽烟，孩子患哮喘的可能性更大，如丈夫吸烟的胎儿先天性畸形的发生率比不吸烟的高2.5倍左右。此外，备孕男性吸烟还可能影响性功能。女性吸烟后果更严重，会伤害激素系统，影响卵子的健康发育，使受孕可能减少而引发不孕。妻子即使被动吸烟也对身体有不好的影响，可能因烟雾中的某些成分，出现月经不调影响受孕。

吸烟的女性患肺癌、喉癌可能性大增，还可能患妇科恶性肿瘤，增高胎儿流产的可能性，生出低出生体重儿的可能性也增加。夫妻双方都吸烟，宝宝患支气管炎和呼吸道疾病的可能性增加，而且可能身体和智力发育不好。

准妈妈吸烟使得发生流产、早产、胎儿宫内发育迟缓、死胎及新生儿死亡的可能性大增，胎儿畸形特别是先天性心脏病、儿童弱智的发生率也高。

因此，如果计划生孩子，至少应在受孕前3个月就停止吸烟（图5-1）。（陈群）

图5-1 吸烟是备孕的禁忌

2 饮酒不利于备孕

备孕的夫妻双方，酒可是禁忌。酒精是一种性腺毒素，男性饮酒影响精子发育，饮酒后男性70%的精子会出现异常，生殖细胞会胡乱生产一些次品精子，即便受孕也可能造成胎儿先天畸形或智力低下。男性喝酒会降低怀孕的概率。酒精不仅会对男性的精子质量产生严重影响，过度饮酒还会影响男性性功能。男性过量或长期饮酒会影响生育能力。饮酒的男性比不饮酒的男性可能更胖，发生2型糖尿病、心脏病和一些癌症的可能性更大。如果丈夫身上酒味很大，很可能会引起妻子的反感使备孕成功率下降。经常饮酒的男性，备孕至少要戒酒3个月以上，最好戒酒6个月到1年时间。

女性饮酒可发生月经不调，影响受孕。女性饮酒还会影响卵子的发育，降低受孕概率。经常饮酒的妇女，最好等戒酒3个月后再受孕（图5-2）。（陈群）

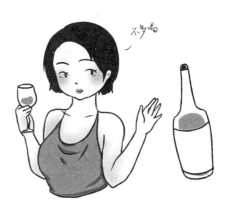

图5-2 饮酒不利于备孕

3 远离家居中的生殖健康威胁

精子对电磁辐射很敏感，过多接触会造成精子质量下降和精子DNA受损伤，严重的会造成基因突变，可能会造成男性不育和女方流产。要想提高精子质量，男性必须尽量远离电磁辐射。男性备孕期间切记不要待在Wi-Fi发射器和电磁辐射强的设备附近。卧室内最好不存放电脑、彩电、电冰箱类电器，取暖不用电热毯。而且平时手机和电脑也不要放在离阴囊太近的地方。男性也要在怀孕前的3个月开始防辐射。

女性的卵子是从一出生就相伴的，生活方式、环境、年龄都会影响到卵子的质量，年龄越大，意味着卵子质量受到外界空气污染、电磁辐

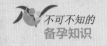

射、各种化学污染的机会就更大。笔记本电脑和手机等电子产品发出的电磁场可能降低卵子的质量，从而诱发不孕症。

备孕的夫妻双方还应避免长时间待在新装修的场所、家居环境、工作场所等。因为涂料和油漆中的化学成分容易造成精子或卵子畸形。有些环境问题造成的危害可能是长期的，而有些疾病有一定的潜伏期，不能在近期观察出来，可能等到宝宝再大一些的时候，才能发现某些先天性疾病。所以远离家用电器辐射、装修污染对备孕的影响至关重要。

备孕防辐射可以多吃这些食物：①含番茄红素多的食物：番茄、西瓜、红葡萄柚等红色水果。②富含维生素E、维生素C的食物：各种豆类、橄榄油、葵花籽油、油菜、青菜、芥菜、卷心菜、萝卜等和鲜枣、橘子、猕猴桃等新鲜水果。③富含维生素A、β胡萝卜素的食物：如鱼肝油、动物肝脏、鸡肉、蛋黄和西兰花、胡萝卜、菠菜等。④含微量元素多的食物：芝麻、麦芽和黄芪，其次是酵母、蛋类、啤酒，大红虾、龙虾、虎爪鱼、金枪鱼等海产品和大蒜、蘑菇等。

（陈群）

4 备孕期间护肤品及化妆品的选择

许多化妆品都是十分复杂的化学制剂，尤其是美白护肤品的不安全因素最高，在备孕期间都不建议使用。许多抗衰老精华和乳液里会添加维生素A，治疗粉刺和痤疮的化妆品多添加维A酸，过量的维生素A和维A酸有致畸作用；还有含去角质、激素产品（治痘）、香精香料等的护肤品，备孕期间不建议使用（图5-3）。

口红由各种油脂、蜡质、颜料和香料等组成。准妈妈涂抹口红以后，口红中的油脂，会吸收空气中的一些有害物质，并随着唾液侵入体内，对备孕不好，因此最好不涂口红，尤其是不要长期抹口红。不可以涂唇彩。指甲，也是我们一直无法忽视的一点。指甲油中的有害物质可以被人体吸收，并且可能造成孕妇流产或者宝宝畸形。从备孕开始就不要再做指甲了。

尽量少用化妆品，对化妆品使用要慎重，实现胎儿的健康和拥有完美肌肤并非不可兼得。备孕期间女性是可以使用护肤品的，但需要选用主要成分是纯植物提取的，不含香精、色素、矿物油的纯天然成分，弱酸性的护肤品。

一般最基础的护肤即可。鉴于备孕的特殊性，选择护肤产品时一定要慎重，一定不要含有激素类的和对胎儿有害的化学成分。备孕期间皮肤对紫外线很敏感，要特别注意防晒即便在秋冬季节也要涂抹无刺激性的防晒霜，出门最好有遮阳伞。可选纯物理防晒产品，使用不会造成皮肤过敏，安全性高。

化妆品里含有许多的化学物质会在体内沉积，对身体造成不良的影响，不利于受孕。即使侥幸怀上了，还会影响到宝宝的健康。在备孕期间还是不要化浓妆的好。（陈群）

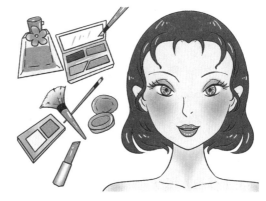

图5-3　备孕期间护肤品及化妆品的选择

5 适度运动助力备孕

现代都市生活节奏快压力大，很多男性平时忙于工作，鲜少锻炼，身体基础差，偏胖的男性也越来越多。运动能让男性的身体达到最

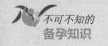

佳状态，此时的精子也就能达到最好的质量和数量，对健康备孕大有帮助。男性在备孕期间可做些有氧运动，也可以到健身房进行各种肌肉锻炼，制定增肌减脂的运动计划，以运动后不感觉腿酸、疲劳为宜，如游泳、慢跑以及各类球类运动。坚持一段时间适量运动，可锻炼男性肌肉、臂力、腰、背部，也能提高男性"性趣"，产生既健康又有活力的精子，为备孕创造优越条件。

备孕男性运动注意事项

男性孕前3~6个月最好避免经常从事剧烈活动，如篮球、足球、登山、长跑等。剧烈运动会降低精子密度，精子质量不佳，会使受孕的概率降低。

而女性备孕期间多运动可以提高卵细胞的活力，有助于受孕，并降低怀孕后患糖尿病的概率。同时促进体内激素的合理调配，确保受孕时体内激素的平衡和精子顺利接近卵子并与卵子结合。此外提前锻炼身体还可以增强女性抵抗力，对预防孕期感冒都会好处。锻炼可以提高呼吸系统功能，使呼吸强度加大，呼吸频率减慢，使人体能承受更大强度的运动和劳动负荷；也能使肌肉更加丰满有力，关节更加牢固、灵活，骨骼更加坚硬，韧性更强。通过锻炼可以加强女性骨盆部的肌肉，有助于以后的分娩。相比孕中与产后运动，孕前锻炼没有孕中运动的潜在危险性和产后运动的肌体被动性以及低效性，能把母体的各项机能调节到最佳状态，为宝宝提供一个良好的胚胎环境，舒缓的适当运动还能有助于受精卵着床。很多准妈妈都是怀孕后听说锻炼有益于自然分娩，怀孕后才加强锻炼，临床上常常见到很多怀孕晚期的准妈妈爬楼梯锻炼造成胎

膜早破的案例。所以健身锻炼，应该从备孕做起，而不应该等到怀孕后才开始临时"抱佛脚"。（陈群　成怡敏）

6 充足睡眠

备孕阶段的睡眠很重要（图5-4），充足的睡眠可以提高身体的免疫力，增强器官组织的机能，特别是生殖系统，有助于形成优质的受精卵。对于男性而言，睡眠不足会影响精子的活力，不利于怀孕。备孕期间，男性不要熬夜看球赛和玩乐。保证自己有规律的作息，充足的睡眠，每天坚持八个小时以上睡眠时间，以保证夫妻间进行性生活时有足够的精神和体力。因为熬夜会导致生精功能紊乱和免疫力下降，造成精子数量减少、活力变差、畸形率升高等，容易造成男性不育。

女性也要保证足够的睡眠，否则免疫系统将会受到影响，不利于怀孕。要早睡早起。所谓的"日出而作，日落而息"是最自然的生活状态。备孕时就将作息时间调整使之符合自然的生活规律，有利于身体达到最佳的状态。美国一项研究显示，睡眠时间不规律的女性需花费更长时间才能受孕成功。每天在固定时间（或早或晚不超过1小时）入睡的女性成功受孕耗时最短，那些时而11点、时而凌晨1点入睡——睡眠极不规律的女性若要受孕，需花费的时间最长。孕前长期睡眠不好，会出现头痛、失眠、烦躁等症状。

所以备孕期间，男性女性晚上都不要玩手机不要看 ipad，这些电子设备

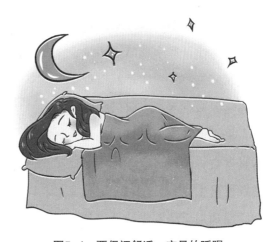

图5-4　要保证舒适、充足的睡眠

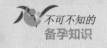

都会影响你入睡时间和睡眠质量。如果中午能够来个半小时午觉，就更好了；但是午睡时间不要过长，以免影响晚上睡眠。

睡眠时不能门窗紧闭，这样细菌、尘埃等有害物质也会成倍增长，应该留一些窗缝，使二氧化碳及时排出，也可以购买具有换气功能的空调。备孕期间夫妻双方应保证充足的休息和睡眠，以维持激素的正常分泌。

如何养成好的睡眠习惯呢？

下午或晚上可散步、运动，睡前不工作，不吃刺激性的食物，睡前可以看书、听音乐；下午喝温牛奶，不喝咖啡、茶类；吹空调时，温度不要调得太低，都能有助于备孕夫妻的快速入眠。

（陈群）

7 保持口腔健康

口腔健康是很容易被大家忽视的问题（图5-5）。大部分准妈妈在准备怀孕之前一般都会做很多准备工作，戒烟戒酒，调整作息和饮食习惯，做产前体检等等，但很少人会去做口腔检查。俗话说牙疼不是病，疼起来真要命，充分说明了牙疼一旦发作是十分痛苦的事情，那么孕期如果牙痛发作就更加棘手了。

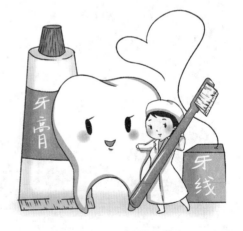

图5-5 保持口腔健康

孕前口腔检查

　　建议在准备怀孕半年前就应该到医院做全面的口腔检查，包括是否有智齿，如果是经常发炎的智齿，建议在备孕前拔除；如果存在智齿但没有发炎，不会影响牙齿健康，则可以不用拔除。还包括牙周病、龋齿、冠周炎、残根、残冠等全面性的牙齿病变检查。如果是牙周病患者，则需先消除牙龈、牙周炎症，对于问题很严重的牙齿疾病，医生可能会建议做牙髓及根管治疗。

（成怡敏）

8　过度心理压力不利于备孕

　　准备成为准爸爸前，男性需要让自己的情绪更加稳定，千万不要因为一些小事情而让自己情绪暴躁，这都会直接影响到自己内分泌系统的功能，时间长了就会让精子质量变得更差，情绪因素对男性性功能影响是非常明显的。对于那些时常忧郁、烦恼或脾气暴躁的男性来说，睾丸生精功能以及性功能不稳定，影响精子的产生和质量。一项研究发现，压力可能改变精子质量从而影响后代的大脑发育。

　　在备孕期间，男性除了要调整好自己的心态，改掉坏习惯，同时也要调整好妻子的心情并及时的沟通，这样才能够处理好备孕这件事情。

　　备孕期间女性很多求子心切，压力过大，而焦急的心理会影响体内激素水平的分泌影响受孕机会。还有一些准妈妈备孕很长时间未果，就怀疑自己得了不孕症。还有一些准妈妈求子压力过大，突然发现自己"老朋友"没来了，偶尔还伴有恶心、呕吐的现象，以为自己怀孕了。结果到医院检查之后却发现根本就没有怀孕。这是心理因素造成的"假性怀孕"的表现。

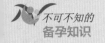
在众多压力中，来自父母的压力无疑是最大的。老人家抱孙心切，通常会不断地催促小夫妻赶紧怀孕。还有亲朋好友的劝说，以及一些爱管闲事的人背后的议论，使得备孕夫妻精神压力巨大。

许多职业女性的工作生活节奏紧张，精神压力很大。而这些压力会使得下丘脑、脑垂体与生殖腺的"指挥"与"衔接"效果遭受危害，不能正常排卵，造成不孕。

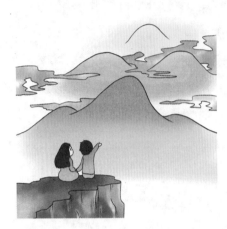

图5-6　远离压力、保持好心情

正值孕龄的女性精神压力过大，将有可能使卵巢排卵混乱甚至不排卵，月经不调，也不利于怀孕。所以想要怀孕并不是着急就能达成的，夫妻二人首先要保持好心情（图5-6）。

如何调节自己的情绪呢？

要学会自我安慰，经常参加文体活动，缓解紧张情绪，赏花草、听音乐、观山水等，与他人进行交流等都可以避免抑郁情绪的产生，适度运动，跑步、游泳等运动也是化解不良情绪的良方。不要将备孕的信息公知天下，家人、朋友的过度关注会无形中增加压力。要注意情绪的自我调控，心情愉快、性格开朗，不仅对健康的心理有益，还能增强机体的免疫力，对新陈代谢也有利。当心力憔悴时，可以深呼吸，每天冥想十分钟。放松心情，减轻心理压力，宝宝自会不请自来。

（陈群）

9　久坐对生殖健康的威胁

久坐会杀精，久坐男性比经常从事体力活动男性精子数量要低。男性久坐会使下半身局部不透气，导致生殖器官疾病的发生，进而影响到性功能。久坐还会使生殖器官部位温度升高，睾丸温度过高会影响小蝌蚪的发育和成熟。久坐容易导致前列腺血液循环不好，进而引发前列腺炎。久坐还会导致男性出现肥胖的情况从而影响生育力。久坐会压迫阴囊，导致静脉回流不畅，严重时可导致精索静脉曲张，使生精能力受损，影响到男子的性功能和发育（图5-7）。所以，备孕男性每隔40分钟要站起来走动一下。开长途车也如是，连续驾车一段时间后还应下车散散步，以活动全身，疏通经络，改善局部血液循环。上班族每工作1小时做5分钟的休闲运动。

女性90%的妇科疾病也是坐出来的。久坐容易滋生细菌，导致阴道炎、月经不调等疾病的发生。久坐很容易导致"卵巢缺氧"，使卵巢循环不好，影响到正常的排卵以及内分泌功能，卵子的质量不可避免受到影响，对备孕的女性影响重大。久坐缺乏运动，会引起各种妇科疾病，对生育也有影响。盆腔脏器对疼痛敏感度低，即便出现了炎症等不适，自身容易忽视，不能及时察觉。子宫本来存在前倾或者后位，久坐会加重。每个月来大姨妈的那几天，久坐会导致经血流出不畅，甚至经血逆流，经血逆流入输卵管及卵巢，可导致子宫内膜异位症，这也是不孕原因之一；输卵管不通也会引起不孕。久坐还可使病原体经阴道上行感染，导致炎症和慢性盆腔充血，对备孕的女

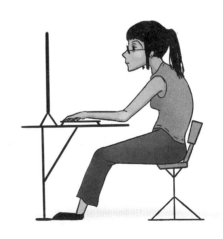

图5-7　久坐的危害

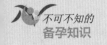

性伤害比较大。久坐血液循环减慢，身体重量更加集中，患痔疮的概率就随即升高了，备孕的女性要提防痔疮的发生。孕期腰部的健康也很重要，要提防腰椎病，久坐会引起或加重腰椎疾病和颈椎疾病，所以备孕期就要避免。

备孕上班族怎么做？

对于备孕的上班族女性来说，可以在工作间隙站起来多活动活动，伸展胳膊和腿。也可以在上下班的路上多活动活动。总之，久坐对于备孕来说是一个潜伏的危险因子。

（陈群）

10 健康减肥与备孕

体重过轻或过重都可能扰乱性激素的正常产生，这将会使男性精子数量降低并且使异常精子所占百分比升高。备孕男性把体重控制在正常范围内，才最可能产生大量高质量的精子。

脂肪对女性生育能力很重要，体重过轻或过重都不利于怀孕。现在以"骨感"为美，殊不知过瘦也容易造成不孕。身高 1.6 m 体重超过 50 kg 的成熟女性才能不断排卵。备孕女性体内没有足够量的脂肪，大脑会生成"脂瘦素"使生殖功能减退，而这种不利影响是不可逆的。有数据表明有 6% 的不孕症患者病因是体重过轻。过于骨感的女性子宫内膜就像一片贫瘠的土壤，受精卵很难着床。

过胖的女性排卵概率更小，内分泌功能受到影响，同样也难怀孕。准妈妈过胖会导致孕期并发症增多，会增加婴儿出生后患上呼吸道疾病和腹泻的概率，对产后的恢复也不利。肥胖准妈妈妊娠高血压的患病率为 50%，胖准妈妈妊娠期糖尿患病率比一般准妈妈增加 4 倍。肥胖使准妈妈发生流产、难产和死胎的可能大增，新生儿的死亡率也明显升高。

因此，备孕时需要控制好体重（图 5-8）。标准体重 = 身高 -105 cm，标准体重 ±10% 为正常体重。也可以用体重指数（BMI）来衡量理想体重：BMI= 体重（单位为 kg）/ 身高（单位为 m）的平方。例如一名体重为 52 kg，身高是 1.62 m 的妇女，她的 BMI=52/（1.62×1.62）≈ 19.8。BMI 指数低于 18.5 是偏瘦，高于 25 是超重，而等于或高于 30 就是肥胖了。临床标准当中体重低于 45 kg 或者高于 70 kg 属于高危孕准妈妈，会增加怀孕期和分娩时的危险。

对于太胖的备孕女性，最好办法就是"管住嘴，迈开腿"。通过调节饮食来减轻肥胖。主要控制高油高脂食物，可选择鸡、鱼、虾、蛋、奶，少选猪、牛、羊肉，多吃一些纤维丰富的食物，如豆制品、青菜、全麦面包等。少吃油炸食物、坚果、植物种子类的食物。不要多喝饮料和果汁，可多吃一些蔬菜水果，可选择热量比较低的水果作零食。同时增加运动，多做有氧运动，把体重降至超标重量在 10% 以内。拒绝减肥药，如果之前服用过减肥药，停药半年后再开始备孕。

对太瘦的备孕女性，则在饮食上调节选择高蛋白质、高热量饮食。浓缩的蛋白质与高热量食物，如小蛋糕等，少量多餐。睡前也可以吃宵夜来增肥，但不要吃得太饱导致睡不着。（陈群）

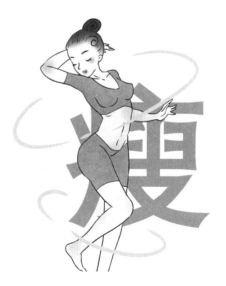

图5-8　健康减肥

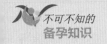

11 备孕避免染烫头发

各种染发剂是十分复杂的化学制剂，有些物质可引起染色体畸变和基因突变。特别是烫发药水或染发药水可经皮肤吸收后进入血液循环，对卵子产生不良影响，影响正常的怀孕（图5-9）。染发剂一般含有毒的芳香化学物质，染发剂的某些成分还可使皮肤产生过敏反应，会导致皮炎、皮肤红肿、瘙痒和溃烂等。染发烫发剂不仅会引起过

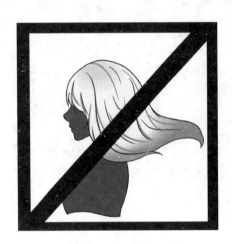

图5-9 染发的危险

敏，还会破坏人体的免疫力。备孕女性自身免疫力下降，器官组织的机能也会随之减弱，特别是生殖系统，这很大程度上影响受精或受精卵的着床，导致受孕几率大大降低。染发剂还会引起乳腺癌、白血病，导致胎儿畸形。染发时皮肤如果有破溃，也会引起皮肤鳞癌的发生。所以，从备孕开始，不要染发烫发。

为什么烫发会对备孕产生影响？

冷烫精中常含一种有毒的含硫基有机酸，常温下可溶于水中，并可经皮肤吸收。烫发的过程中，烫发药水中的碱性成分和氧化作用，会引起头发角质变性，使头发及头皮内部的水分和营养成分流失。冷烫的药剂中，绝大多数是以巯基乙酸盐为主要成分的，巯基乙酸盐很容易经皮肤进入体内，使肝、肾受损。怀孕期间若经常接触烫发药水会明显影响孩子出生后的行为和功能。巯基乙

酸盐还可导致月经异常，对消化系统也有不良影响，并对人体产生一定的致突变性。少数妇女还会对烫发药水产生过敏反应。备孕是很特殊的时期，很可能你怀上了还不知道，某些化学物质可能经过头皮吸收，影响胎儿发育，有致畸的风险。

染发剂烫发有大量的化学成分和重金属成分，这些会随着头发进入人体血液循环，要完全代谢出去需要3个月以上，所以，烫发、烫发后至少3~6个月再备孕吧。（陈群）

12 远离生活周围的水污染

不孕的原因中男性因素占30%~50%，后天因素造成不孕的比例较高。环境污染严重（生活周围水污染）等原因都可能影响到精子品质。如果长时间处在水源污染环境中，精子的品质也会越来越差。

水是七大营养素之一，是生命之源。备孕期间喝好水更有助于胎儿的健康生长。备孕期间多喝水的原因：保持充足的水分能促进血液循环，提高卵子质量；多喝水能促进激素在身体各个部位的循环；宫颈黏液有利于精子与卵子的结合，对生育能力有至关重要的影响，多喝水能促进宫颈黏液分泌；体内的毒素会影响生育，多喝水可促进体内毒素排出；轻微的脱水会产生情绪波动，多喝水可以避免脱水；水分摄入不足会导致便秘，多喝水可以避免。

喝水对备孕非常有好处，快快行动起来吧！检查饮用水的质量是否合格，水污染会影响胎儿的正常发育，一定要选择合适的净化装置。

生活环境中有很多不可预测的污染和危害，水污染是被联合国环境规划署明确列为全球性污染物，是对全球范围产生影响的化学物质。备

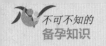
孕时停止喝可能被污染的自来水，污染水中的重金属和氯气都会对未来宝宝造成很大伤害。

注意饮用水的卫生

中国目前还有很多地区自来水仍然没有达到饮用水标准不能直接饮用。被污染的自来水第一次污染是环境造成的江河湖淡水的污染，第二次污染是氯气净化产生的致癌物质。目前越来越高的流产率和死产率与孕妇每天饮用被污染的水有直接关系。污染的水源可能含有重金属铅或粉尘，水污染造成的危害可能是长期的，为了未来宝宝的安全健康，备孕期间一定注意饮用水的卫生。

（陈群　杨娟）

13 粉尘、噪声环境的健康威胁

近年来有专家提出噪声对男性精子有影响的理论。环境中存在着能够像激素一样影响人体内分泌功能的化学物质，噪声就是其中之一。噪声使人体的内分泌紊乱，精液和精子异常。许多男性听音乐时喜欢把音量开得很大，这不仅会影响听力，也会影响男性生育能力。长期生活在70~80分贝噪声环境下的男性性功能减弱，90分贝以上可出现性功能紊乱，更高分贝可导致男性无法射精或精液不液化。长时间的噪声污染还能够引起男性不育。

而对于女性，有研究显示，噪声能刺激母体下丘脑-垂体-卵巢系统，激素分泌发生逆向改变，影响卵子的正常发育；高强度噪声能导致月经失调，进而影响生育功能。备孕女性长期受噪声刺激（如家电等）会出现头晕、耳鸣、疲倦、失眠、记忆力减退等，还可能月经不调、受孕后较易流产及早产的风险。

　　备孕夫妇要把接触噪声的机会降到最小限度（图5-10），尽量避免去卡拉 OK、音乐厅等高噪声环境，不要在家里收听震耳欲聋的摇滚乐。如果居住周围环境过于嘈杂，可临时调换居住地点；改换工种，脱离噪声环境；若是无法避免环境噪音，那就增强个人防护，如戴护耳器或耳塞等；购置家电时选择质量好、噪声小的，避免多种家用电器同时使用；家电发生故障时要及时处理，带故障工作的家电产生的噪声比正常工作的声音大得多；减少去闹市区的次数；将床远离空调机和电冰箱；避免家庭成员经常性吵闹等。（杨娟）

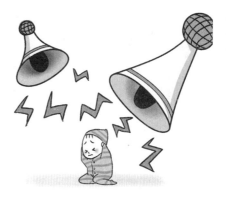

图5-10　噪声的危害

14 室内外空气污染不利于怀孕

　　空气中的有毒物质可能对人类生育有负面影响。相关研究发现，北方冬天采暖期胚胎停孕病例较多。怀孕前三个月，女性就应做好自我防护。那么如何避开冬季空气污染呢？首先保持室内空气流通，开窗通风。其次下午天气暖和时进行户外活动，呼吸新鲜空气。

　　新装修房子70% 空气质量不达标。建材市场中的装修材料品牌众多，检测报告有送检和抽检之分，环保型装修材料只能说有害物的释放量在一定的界限值以下，并不是不含有害物质。另外，生产厂家的检测报告多为送检报告，只能证明送检产品合格，抽检结果的代表性也极其有限。家装污染物主要有甲醛、苯、甲苯等，这些污染物主要存在于人造板材、胶粘剂、油漆、水泥等建筑装饰材料中。甲醛可造成人体呼吸道、肺肝功能、免疫功能异常等；苯是有毒致癌物，对人体造血和神经

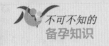

系统造成损伤，导致胎儿先天缺陷；甲苯对皮肤、眼睛和呼吸道刺激强烈，可引起过敏性哮喘、肺水肿等，接触甲苯的孕妇自然流产率明显提高。备孕夫妻可以对自己新房做一次全面的空气质量检测，以确保自己居住的环境健康安全。

备孕夫妻入住新房注意事项

夫妻住进新房一年内别备孕，同时尽量不要在夏天搬进新家，因为夏天有害气体挥发多。新房内也可以种植一些植物，如黄金葛的生命力极其旺盛，可以把空气、烟雾中释放的有毒物质分解掉；垂叶榕不仅可以提高房间的湿度，对皮肤和呼吸有好处，而且还可以吸收甲醛、二甲苯及氨气并净化混浊的空气。

（杨娟）

15 远离工作环境中的辐射

电离辐射会影响睾丸生精能力。低频高强度磁场（>10 mT，50~60 Hz）使精子质量降低；300~30 000 MHz电磁辐射使精子畸形；离子辐射使睾丸间质细胞和支持细胞发生改变。科学研究发现IT工作者，机房调试和电厂维修等特殊工种的男性，生男孩的比例大大地下降。美国的一份研究报道指出，如果准爸爸是雷达操作员，那么他的孩子发生唐氏综合征概率则较高。损伤的程度随照射剂量的增加而明显增加。

电磁场损伤卵子而降低女性生殖能力，射线对乳腺、卵巢、子宫产生不可逆损伤，导致月经紊乱、闭经、不孕、流产、癌症等。电离辐射可引起染色体畸变而导致胎儿发生畸形。

接触放射性物质工业生产，从事电离辐射研究、电视机生产的人员，尽量避开工作场所的电磁波接触，如果准备怀孕就应该考虑及早穿着防辐射服或调换工作啦！对于电离辐射的防护，需依据所受电离辐射的轻重提前6个月至2年，如果到怀孕以后再进行防护可能为时已晚，男性的防护也很重要。

（杨娟）

16 特殊环境工作者的备孕

重金属铅、镉、汞、氨甲嘌呤、棉酚二溴、氯丙烷等化学品，可以影响精子的生成过程；某些有机氯农药和致癌化学物多氯联苯等也都会对精子造成直接或间接的危害，影响精子质量。因此，在备孕期间，男性应尽可能少接触这类化学品。从事喷洒农药、除草剂等工作的男性，至少应在离开此类化学品70天时间后，准备要宝宝。经常接触农药等或者是接触有毒化学药品的实验室工作人员，完全脱离上述环境一个月以上备孕比较安全。如果男性从事放射线等工作，那么为了在生育时尽量降低对精子的伤害，也要适当地减少工作时间。

而特殊工作环境对备孕女性的影响可能会更大。如在放射线领域，X线是一种波长很短穿透能力很强的电磁波，接触过多就可能受到放射损害。经常接触X线的职业有：放射科医护人员、核能发电站、石材加工基地工作人员等，这些人员需要预防放射线损伤，对于备孕女性尤为重要。而在化工污染领域，如化工基地、化学实验员、造纸、印染、建材、皮革生产、汽车制造等工作人员，经常接触二硫化碳、二甲苯、苯、汽油等化学物质的特殊工种，会增加不孕的可能性。农村妇女经常密切接

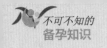
触化学农药，这些化学物质被吸收会抑制造血功能，引起胎儿贫血，出现流产、早产、胎儿畸形等，甚至影响儿童期的体格和智力发育。因此，农村妇女从备孕起就要远离农药。

化妆品研究、美容师、理发师、电子装配工、印刷业操作员、照明灯生产等重金属领域的工作人员，当重金属进入人体后，让蛋白质失去活性，影响机体的新陈代谢，严重的话还会致癌，蓄积体内的重金属还会引起胎儿早产或是畸形。从事清洁行业、艺术室或化工厂工作的备孕女性，工作时要戴上手套、面罩，工作环境要有足够的通风设备。（杨娟）

17 医务工作者的备孕

医务工作者特别是某些科室的临床医生、护士在传染病流行期间，经常与各种病毒感染患者密切接触，而这些风疹病毒、流感病毒、巨细胞病毒等会对胎儿造成严重危害。因此,临床医务人员在备孕阶段要加强自我保健，严防病毒危害。

妇女的卵巢对放射线十分敏感。长期小剂量的放射线照射可使卵细胞发生染色体畸变或基因突变，若此时怀孕，极易发生胎儿畸形。一般放射科的检查项目包括各种摄片、造影、骨密度测量等 X 线检查、CT 检查、磁共振成像检查（MRI）。X 线和 CT 检查要使用 x 射线。X 线和 CT 检查是有辐射的。超声科的检查项目是没有辐射的。

"核医学科"的检查项目包括各种 SPECT 显像、PET/CT 和 SPECT/CT 影像诊断。PET/CT 是肿瘤疾病、心脑血管疾病的重要检查手段。这些检查需要使用发射 γ 射线的放射性药物而具有辐射性。此外，PET-CT 还需要用到 CT，因此会叠加 CT 相关的辐射。辐射的危害主要包括辐射致癌和辐射致基因突变。辐射有确定性效应：接触了辐射，且辐射量达到阈值，才会出现的危害，包括急性放射病、辐射性白内障、皮肤放射性损伤和辐射致不孕症等。辐射有作用阈值（threshold effects）。

超过阈值，损害程度与剂量成正比。对胎儿产生智力影响的阈值是 0.2 ~ 0.4 Gy。医院的 X 线、胸透和 CT 都在 0.05 Gy 以下属于低剂量辐射，停止辐射一段时间后便可完全恢复，对身体并无太大影响。CT 的辐射剂量比 X 线要大很多。 长期从事介入工作的医生，如果防护措施不当，也可以视作长期接触低剂量辐射，也是风险较大的。

医护人员中，凡是从事放射线作业的已婚待孕妇女，备孕前半年应停止接触放射线的工作。（杨娟）

第六章

备孕应了解的感染知识

怀孕女性处于特殊的生理阶段，而孕期感染，特别是病毒感染可造成诸多不良影响，比如流产、早产、死胎、胎儿生长受限、畸形等，这些不良妊娠结局不仅影响女性健康，而且影响我国出生人口素质，给家庭和社会带来极大负担。备孕期间了解感染知识，预防感染，对减少孕期感染的发生尤为重要。

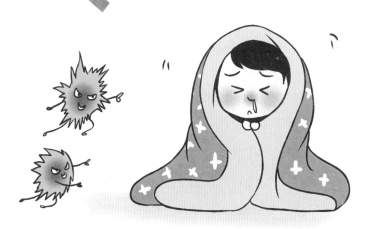

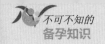

1 预防感染是备孕的基本保障

怀孕女性处于特殊的生理阶段，而孕期感染，特别是病毒感染可造成诸多不良影响，比如流产、早产、死胎、胎儿生长受限、畸形等，这些不良妊娠结局不仅影响女性健康，而且影响我国出生人口素质，给家庭和社会带来极大负担。孕期感染的孕妇常无症状或症状轻微，但一旦造成感染则可能导致严重的不良后果。由此可见，提高育龄女性对妊娠期病毒感染的认识，备孕期间就做到预防感染，对减少孕期感染的发生尤为重要（图6-1）。

孕期有哪些重要病毒感染？风疹病毒、巨细胞病毒、弓形虫、单纯疱疹病毒，以上统称为 TORCH 病毒；乙型肝炎病毒（HBV）、梅毒螺旋体（TP）、人类免疫缺陷病毒（HIV）等属于常见病毒，以上病毒检测均属于孕前检查和孕期体检的必查项目，它们可通过性传播或母婴垂直传播造成女性感染及胎儿或新生儿感染，导致流产、早产、胎儿畸形等发生率增加。因此，做好孕前优生检查是保障母婴健康、提高人口素质的重要手段，是预防出生缺陷的重要措施之一。

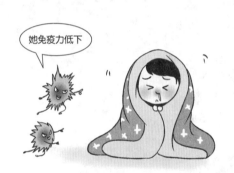

她免疫力低下

图6-1　预防感染

那如何预防感染呢？

病毒感染多于人体免疫力下降时获得，故养成良好的生活卫生习惯，保持乐观向上的心态，坚持锻炼，减少病毒感染机会尤为重要。有关调查结果提示，接受孕前检查的孕妇与未行检查的孕妇相比，新生儿出生缺陷疾病的发生率显著降低。因此，孕前检查是预防新生儿出生缺陷发生的主要方法，同时提高人群优生优育的意识，发自内心的改变自己的不良生活习惯，调整身体状态，使其在健康的状态下受孕，减少感染和疾病的发生，从而达到优生的目的。社会应加强相应宣传力度，让更多人认识到妊娠期病毒感染带来的危害。

（冯小玲）

2 孕前需做TORCH检查

TORCH是由一组病原微生物英文名称首字母组合而成，分别是弓形虫（T）、风疹病毒（R）、巨细胞病毒（C）、单纯疱疹病毒（H），其他（O），主要指梅毒螺旋体。

孕前及孕期发生"TORCH"感染可能传播给宫内的胎儿，进而可能导致流产、死胎、早产、先天畸形等，即使幸存，也可能导致新生儿中枢神经系统损害。TORCH感染的主要特点是孕妇感染后无症状或症状轻微，有些表现为不典型的感冒症状，如低热、乏力、肌肉酸痛、淋巴结肿大、白带增多等，有些孕妇感染后可能出现特征性麻疹样红色斑丘疹，可持续存在约3天后自行消失，故大部分孕妇都未引起足够重视。

孕妇感染弓形虫的途径主要为食用生肉或未煮熟肉类、蛋类、蔬菜等，有些人也可能因为接触患病的动物排泄物而感染，主要为猫类，所以，弓形虫主要通过消化道传播。风疹病毒则可直接传播或经呼吸道飞沫传播。巨细胞病毒主要通过飞沫、唾液、尿液及性接触感染，也可通过输血、器官移植等途径感染，所以，若与感染风疹病毒或感染巨细胞病毒的人生活在一起，日常生活接触也可能被传染。弓形虫感染后可能引起流产、死胎、新生儿智力低下、听力障碍、白内障等；风疹病毒感染后可能导

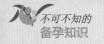
致新生儿白内障、青光眼、心血管系统发育异常（心脏及血管发育畸形或缺失）、神经系统发育异常（颅脑畸形或智力低下）等；巨细胞病毒感染后可能同样出现视力障碍、学习能力低等上述症状。而弓形虫在怀孕 20 周以前 11% 都会发生宫内感染、怀孕 20 周之后 45% 的可能会感染胎儿；风疹病毒怀孕 12 周之前 80% 会出现宫内感染、怀孕 13~14 周胎儿感染率为 54%、怀孕后期胎儿感染率为 25%；感染巨细胞病毒后孕妇中有 30%~40% 会感染胎儿，若以前感染过，再次感染后宫内感染胎儿的概率仅为 0.5%~1%。

通过以上对 TORCH 的介绍，你是否会觉得很恐怖，如果感染了 TORCH 后果是不是很严重？对于孕妇 "TORCH" 感染，我们需要记住的是：母亲感染并不一定发生胎儿宫内感染，胎儿感染也不一定会发生严重后果。

那么您可能会问 "我们到底是否需要进行 TORCH 检查？" 在回答这个问题之前，我们需要了解的是 TORCH 检查的目的。TORCH 检查可以在不同的时间段进行，在怀孕之前检查可以帮助我们评估免疫力，发现哪些是怀孕后容易出问题的高危人群，并指导进行相应的处理；怀孕后检查可以判断感染的状态并进行相应的产前诊断；对新生儿的检查可以提供产后先天感染的诊断。

TORCH 的筛查和诊断的建议

应该在孕前进行检查，而不是在怀孕之后；孕期建议对高风险人群筛查，不常规推荐每个人进行筛查；推荐采用定量的检测方法，以降低假阳性率；应该在能够进一步做诊断的机构做筛查。

（刘毅　易萍）

3 当孕期遇上宠物，这样处理就对了

当下养宠物的人越来越多。备孕前，这些可爱的猫猫狗狗的去留可能引发家中多次争战。众所周知，孕期与宠物接触可能导致胎儿弓形虫感染，但孕妈妈怀了一个宝贝就一定要抛弃陪伴自己多年的宠物宝贝吗？其实不尽然，下面就为大家详细讲解孕期养宠物可能存在的潜在隐患及相应的处理方法。

弓形虫是一种寄生在细胞内的寄生虫，在全世界都有分布，可以感染多种动物甚至人类。弓形虫在猫科动物体内能够完全发育并且繁殖下一代，因此猫科动物被称为弓形虫的终宿主，猫的感染率也就很高，为30%~40%。人大多是通过接触了带有弓形虫虫卵囊的猫粪或吃了带有弓形虫包囊的生肉而感染的。因此备孕期的女性，可以进行弓形虫抗体检查，如果在怀孕前感染过弓形虫，怀孕后一般不再有被传染的风险，如果近期有感染，暂时不能怀孕，需要进行治疗，待治愈后方可怀孕。对于家中养有宠物，又不忍放于他人家中寄养的，也可以对宠物进行弓形虫检测，如果存在感染，就需要放在宠物机构进行治疗，如果没有感染弓形虫应注意宠物卫生，及时处理猫粪非常重要，同时减少宠物外出避免受到感染。如果觉得自己难以保证良好的卫生习惯，为保险起见在备孕期间还是别养宠物为上策。虽然一个吃安全猫食、很少"外出"、不用捉老鼠的"现代"猫一般不会将弓形虫传染给人类。

除了可能导致孕期感染外，与宠物接触还有可能诱发过敏反应。由宠物皮毛、皮屑、分泌物、排泄物等所导致的过敏，称为宠物过敏。猫和狗是最主要的宠物变应原来源。对宠物过敏的主要表现为过敏性鼻炎、过敏性结膜炎、过敏性哮喘以及特异性湿疹等。准备备孕的女性可以对猫、狗的过敏源做皮试或抗体测试，根据结果决定是否应该减少与猫和狗的接触，避开过敏源。如果对宠物毛发过敏，或有哮喘，那么备孕开始，就尽量不要和宠物接触了。一旦有接触，一定记得接触后及时洗手。

饲养宠物的过程中，还有可能被宠物抓伤或咬伤导致狂犬病。狂犬病，多由病犬及病猫传染，被狂犬病发作的动物抓伤、咬伤是主要的感染途径。因此一旦被动物抓伤或咬伤，应该及时去医院或防疫站就诊，遵医嘱给予狂犬病或破伤风疫苗注射。准备怀孕的女性尽量不要去触碰别人的宠物或者流浪的猫狗。

备孕时养宠物注意事项

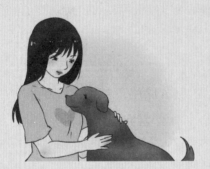

图6-2　备孕养宠物要谨慎细致

从备孕开始养宠物就需要更加细致，要给宠物勤洗澡、定期注射疫苗、喂养营养丰富的宠物粮、做好宠物小窝卫生、发觉异常及时看兽医。并非备孕期间及孕期就不能养宠物，注意好小细节和习惯，照顾好宠物宝宝，就能和宠物宝宝相亲相爱了（图6-2）。

（毛训　李真子　易萍）

4　认识"妇科炎症"

妇科炎症是女性最常见的疾病之一，它有一个很大的家庭，很多疾病都是这个家庭的一员，主要包括外阴炎症、阴道炎症、子宫及附件炎症及盆腔炎症等。这些疾病会引起一系列的症状困扰着广大女性的身心健康甚至影响着她们日后怀孕生子，让我们一起认识下这个可怕的家族。

一般出现下列症状时我们将首先考虑被"妇科炎症"光顾了，比如出现了难以忍受或反复发作的外阴、阴道瘙痒，白带增多、颜色异常或出现异味，下腹部坠胀样疼痛或隐痛，偶尔伴有发热、外阴灼痛、糜烂、红肿、尿路刺激症状，甚至出现不孕（图6-3）。

引起妇科炎症的原因有很多，主要与我们的不良生活习惯相关，如久坐缺少活动、穿着不透气的内裤、未及时更换内裤或卫生巾、清洗外阴习惯不良、不洁性生活等，也与免疫力相关，如分娩或妇科手

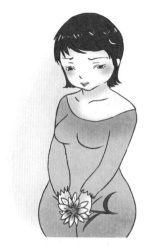

图6-3　要注意妇科炎症

术后抵抗力低下、滥用抗生素等，甚至是周围器官的炎症如阑尾炎也可蔓延至子宫附件引起相应的炎症，导致发热、腹痛、白带增多，甚至造成"不孕"这个可怕后遗症。

我们最关心的当然是如何避免妇科炎症或降低妇科炎症的发生概率。首先要建立健康的生活方式：勤洗内衣裤并避免和其他衣物混洗，必要时可使用内衣消毒清洗剂；切忌过度清洗外阴及阴道，破坏阴道正常微环境；公共场所如厕所、洗浴时注意卫生防护。其次要避免滥用药物，尤其是抗生素要遵医嘱服用，对于治疗阴道炎症的药物也要到正规医院就诊后按规范、类别选用，有时性伴侣也需要同时治疗。还要注意特殊时期的保护：生理期注意避免同房及盆浴，人流术后、安置节育器术后等妇科手术后注意避免劳累及同房。同时，降低精神压力，清淡饮食，适当运动，减少糖类摄入等对提高抵抗力、预防炎症也有一定的效果。

一旦备孕过程中发生妇科炎症一定要及时到正规医院就诊，完善相关检查明确疾病类型遵医嘱用药。而之后什么时间可以再进行备孕要根据具体治疗情况而定。（左欣曌）

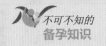
5 滴虫阴道炎

滴虫阴道炎是由阴道毛滴虫引起的常见阴道炎症，也是常见的性传播疾病。阴道毛滴虫为厌氧性寄生原虫，适宜生长在温度25℃~40℃、pH为5.2~6.6的潮湿环境中，在pH＜5或pH＞7.5的环境中不宜生长。月经前后阴道pH接近中性，隐藏在腺体及阴道皱襞中的滴虫得以繁殖，引起炎症发作。滴虫能消耗氧，使阴道为厌氧环境，易致厌氧菌繁殖。因此约60%滴虫阴道炎患者合并细菌性阴道病。

临床上，女性初次阴道毛滴虫感染通常是无症状的，或者在初次感染后数周、数月或数年出现症状，表现为阴道分泌物增多及外阴瘙痒，间或有灼热、疼痛、性交痛等，分泌物特点为稀薄脓状、黄绿色泡沫状，有臭味，瘙痒部位主要为阴道口及外阴，若合并尿路感染，可有尿频、尿急、尿痛，也可有血尿。生殖器上皮中的点状出血性病变可导致阴道炎或草莓宫颈，这是滴虫病的特异性征兆。白带化验：滴虫（＋）可确诊。如果没有适当的治疗，阴道毛滴虫感染可持续数月至数年。而长期的滴虫性阴道炎可能会导致备孕失败。

阴道毛滴虫以性接触为主要传播方式，也可间接传播，如公共浴室、浴巾、游泳池、衣物及污染的器械等，但间接传播相对罕见。滴虫不仅寄生于阴道，还常侵入尿道或尿道旁腺，甚至膀胱、肾盂以及男性的包皮皱褶、尿道或前列腺中。虽然阴道毛滴虫影响两性，但男性感染滴虫后常无症状，易成为感染源。一项前瞻性多中心研究发现，滴虫病女性中72%的男性性伴侣也感染了阴道毛滴虫，其中77%的人无症状。因此备孕夫妻双方都需要认识到滴虫性阴道炎的危害，并有效预防疾病的发生。（程丽历 易萍）

6 丝状真菌性阴道炎

外阴阴道假丝酵母菌病，俗称念珠菌病、丝状真菌性阴道炎，医学简称VVC。有资料显示，大约75%的女性一生中至少患过一次该病，45%的女性经历过2次或2次以上的发病，如此高的发病率，广大女性朋友们不能不引起重视哦。如果你不去了解它，预防它，没准哪天它就找上你呢！

既然叫外阴阴道假丝酵母菌病，病原体当然是假丝酵母菌。80%~90%的假丝酵母菌为白假丝酵母菌，它是双相菌，有酵母相及菌丝相。它适宜在酸性环境中生长，对热的抵抗力不强，加热至60℃1小时即死亡；但是对干燥、日光、紫外线及化学制剂抵抗力较强。

机体免疫力下降，如妊娠、糖尿病、大量应用免疫抑制剂、广谱抗生素及接受大量激素治疗等都是本病的常见诱因。其他诱因包括：服用含高剂量雌激素的避孕药、穿紧身化纤内裤、偏食甜食及肥胖等。这些因素均可使会阴局部温度及湿度增加，假丝酵母菌大量繁殖引起感染。

真菌性阴道炎主要是自身传染（内源性传染）：假丝酵母菌可寄生在人体阴道、口腔、肠道等部位，可互相传染；少部分经性接触传播；极少部分通过接触感染的衣物传染。一旦感染会出现外阴瘙痒，奇痒无比，居各种阴道炎之首，会让你终身难忘的。此外还有白带增多，呈白色稠厚凝乳或豆渣样及外阴灼痛、性交痛、尿痛等。真菌性阴道炎将会影响女性受孕，因此在备孕开始就要避免真菌性阴道炎。（苏萍　易萍）

7 生殖道衣原体感染

女性生殖道衣原体感染主要为沙眼衣原体感染，是最常见的性传播疾病。在发达国家沙眼衣原体感染占性传播疾病的第一位，我国沙眼衣原体感染率也在升高。沙眼衣原体感染后可以引起宫颈黏膜炎、子宫内膜炎、输卵管炎，长时间迁延导致输卵管粘连、异位妊娠、不孕症等并发症，严重者甚至留下后遗症，威胁患者身心健康。

衣原体感染在成人中主要经性接触传播（高达75%）。衣原体感染

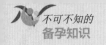

的高危因素：多性伴侣、新性伴侣、社会地位低、年龄小（15~21 岁）、口服避孕药等。衣原体感染多发生在性活跃人群，潜伏期 1~3 周，症状轻微、不易察觉。以宫颈黏膜炎常见，主要表现为阴道分泌物增加，成黏液脓性，性交后出血或经间期出血。若伴有尿道炎，出现排尿困难、尿急、尿频。若未及时诊治，可上行引起感染，发生子宫内膜炎、输卵管炎等，表现为下腹痛、低热等症状。由于输卵管炎症、粘连及瘢痕形成，衣原体感染远期后果可导致不孕或输卵管妊娠。

衣原体感染容易造成备孕夫妻的受孕失败。因为男性生殖道感染沙眼衣原体后，沙眼衣原体主要是直接作用于精子，导致精子的运动能力降低、数量减少，并能够影响其穿透卵细胞的能力，此外还可通过影响机体的免疫机制导致不孕不育。女性患者生殖道感染沙眼衣原体后，可诱发输卵管黏膜细胞炎症病变，进而导致输卵管粘连、变窄，阻碍卵子和精子的结合。有研究显示，子宫内膜炎还可干扰受精卵着床以及早期胚胎的发育，从而造成不孕。（白茜）

8 生殖道支原体感染

生活质量不断上升的过程，健康质量也备受瞩目。作为女性，与我们生殖健康、生育情况息息相关的支原体又有多少了解呢？

首先，支原体是什么？它并不是细菌，亦不是病毒，它是与细菌并列的原核微生物。其实它是一个脆弱的生物群，对热、干燥的环境都很敏感。其次，它到底有哪些和我们存在联系，在这个属种中，它有很多型种，其中解脲脲原体、人型支原体、生殖支原体等和女性生殖健康密切关联。但也是它，与我们女性生殖道感染性疾病、不良妊娠结局等有着千丝万缕的关系。

生殖道炎症让人并不陌生，最让人印象深刻的应当是让人痒到深处的霉菌性阴道炎，但今天我们要撇开它，因为今天我们要谈的主角是支原体。它的感染可能导致女性阴道炎、宫颈炎、子宫内膜炎、盆腔炎等生殖道炎症的发生；亦可经胎盘传播引起早产、自然流产、稽留流产、胎儿先天畸形、死胎和不孕症等；或经产道感染可致新生儿肺炎或脑膜炎等。它具有如此多的危害，又严重影响备孕这让我们不得不更深层次地去了解它。

首先，既然它具有如此影响力，那它的存在一定会有白带异常、外阴瘙痒等症状的表现吗？事实上，随着研究手段和检测方法的发展，我们发现在女性人群中具有一定比例属于无症状携带者，但这并不能让我们忽视其对生殖道炎症的致病作用。

其次，那么增加其感染可能的因素有哪些呢？生活中我们又怎样去预防呢？有研究表明，性生活年龄小于 ≤ 25 岁、高性生活频率、不洁性生活等是支原体感染的危险因素，并且为独立危险因素。另外，文化程度、生活水平、性激素水平、孕产史等也与其具有相关性，并且其感染率较高，其致病力不容忽视。我们可根据其不同危险因素采取相关预防措施，做到切身实践，以达到降低生殖系统支原体感染发生的目的。（周宗明　易萍）

第七章

备孕前健康评估

怀孕是人生最重要的事情之一，如何孕育健康宝宝的第一步就是孕前咨询和孕前检查。孕前咨询一般会围绕工作、生活环境、生活习惯有无特殊，夫妻双方生育史、双方家庭有无遗传性疾病家族史，平素身体状况、有无常规体检等进行。孕前咨询是健康孕育的第一道关口，专业的孕前咨询是助力健康孕育的重要步骤。

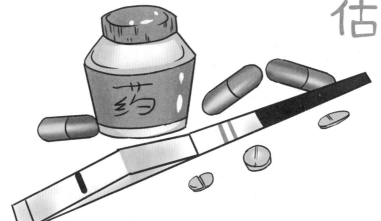

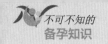

1 孕前咨询

对于绝大多数人而言，怀孕都是人生最重要的事情之一。如何孕育健康宝宝的第一步就是孕前咨询和孕前检查。考虑到有问题需要处理的时间，孕前咨询一般在孕前3个月左右进行。孕前咨询一般会围绕工作、生活环境、生活习惯有无特殊，夫妻双方生育史、双方家庭有无遗传性疾病家族史，平素身体状况、有无常规体检等进行。例如工作中是否接触射线、有害化学物质、高温等；是否有熬夜、抽烟喝酒等不良习惯；是否有贫血、叶酸缺乏、传染病等。孕前咨询之后，医生一般会根据夫妻双方情况给出相应的孕前检查和备孕准备建议。因此，孕前咨询绝不仅仅是"我就简单问一句"这么简单！

对于有"特殊"情况的夫妇，比如高龄夫妇，医生还需要了解更多的信息对生育史、生育能力、生育安全进行评估。夫妻双方之一罹患疾病的，医生需要对所患疾病的孕前处理与控制进行了解，评估当前状态下是否合适怀孕；对于罹患高血压、糖尿病、自身免疫性疾病等慢性病的孕妇，医生可能还要根据情况给出"孕前-孕期-产后"系统管理的建议；需要长期服用药物的夫妇，医生需要对药物的生殖安全性进行评估，有时可能还需要结合其他专科医生意见对药物种类及剂量进行调整。如果夫妻双方曾孕育不健康胎儿或反复自然流产、新生儿或婴幼儿不明原因死亡史、家族有遗传性疾病等，则需要对发病原因进行分析，对这些

去医院应该挂什么科最合适？

随着我国医疗水平的提高，医院专业划分也越来越细了。到底挂哪个科才能得到最专业的处理？这还真是个问题。目前，大部分公立医院都设置有优生遗传科或者生殖遗传科，大型医院可

能还设置有更为专业的产前诊断科。对于没有这 2 个科室的医院，孕前咨询一般在妇产科或者生殖科完成。

疾病是否遗传及遗传方式，子女患病的风险大概是多少，是否需要孕后进行产前诊断等进行分析和解释……所以貌似简单的"一问一答"背后需要非常深厚的专业知识喔！

总之，孕前咨询是健康孕育的第一道关口。专业的孕前咨询是助力您健康孕育的重要步骤。（侯巧芳）

2　以下这些情况不适宜生育

首先有严重的基础疾病的女性不适宜怀孕。怀孕是一个特殊的生理状态，孕妇心脏、肝脏、肾等主要器官的负担较平时会有很大的变化；甲状腺、胰岛等内分泌器官也会发生相应变化，顺利完成怀孕过程需要有相应的身体储备。当身体条件不能适应怀孕时，怀孕将是一场"灾难"。因此有心脏病、高血压、糖尿病、肝炎、肾病、自身免疫性病、血液系统疾病、妇科疾病等基础疾病者，应在疾病稳定、控制良好后考虑怀孕。

其次我国婚姻法规定的不适宜婚育的情况：处于发病期间的法定传染病，如艾滋病、麻风病等烈性传染病；患有无法矫正的生殖器官畸形；直系血亲和三代以内的旁系血亲关系者；重症精神病、智力低下等。

再者就是部分特殊情况的遗传性疾病患者不适宜生育。不过近年基因检测技术发展迅速，原来认为不适宜生育的很多疾病，如先天性聋哑、白化病、马凡氏综合征、成骨不全（"玻璃人"、"脆骨病"）、肌营养不良、

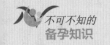

软骨发育不良、苯丙酮尿症、肝豆状核变性、血友病等等，目前在患者基因检测清楚的基础上都可以进行产前诊断甚者植入前诊断，避免患儿出生。因此，有遗传病家族史的夫妇，生育前经过适当的遗传咨询和生育指导，是有可能健康孕育的。但一些特殊的情况下，如夫妻双方为相同基因导致的常染色体隐性遗传性疾病，比如基因检测证明夫妻双方均为 GJB2 基因突变导致的耳聋、均为 TYR 基因突变导致的白化病等，这种情况下，其后代从理论上讲均为相同疾病患者。这种情况下需要夫妻双方谨慎决定是否生育，以及选择适当的生育方式；可通过合法精子库精子、供卵者卵子等辅助生殖技术进行生育，后代的患病的危险就会大大降低。此外，一些罕见的染色体异常，比如同源罗氏易位也是无法健康生育的。

　　还有一些其他不适宜生育的情况。早产、流产及葡萄胎后不能立即妊娠。生殖道感染或性病未治疗前不宜妊娠。严重的泌尿系感染未愈或治愈后初期。酗酒、中毒后，吸毒期间或戒毒后期。在受到严重的精神创伤、过度悲伤、抑郁等不良情绪下可考虑延缓妊娠。（侯巧芳）

3 避孕药对孕育宝宝的影响

　　小丽和先生刚刚结婚不久，还没有做好生育宝宝的准备。但是最近发现"老朋友"爽约，偷偷一试居然是怀孕了。小丽既生气又害怕，生气是因为她明明吃了毓婷的，"难道我吃了个假药？"；害怕的是这种情况下怀孕，"宝宝到底能不能要？"

　　小丽吃的避孕药从分类上属于紧急避孕药（又叫探亲避孕药），其主要成分是孕激素左炔诺孕酮。很多人觉得紧急避孕药既然不推荐常规使用，一定是"毒性很大"吧？其实，紧急避孕药不推荐常规使用的主要原因就是因为避孕效果较差，像小丽这样的避孕失败比较常见。紧急避孕药避孕成功率 80% 左右，也就是说女性在服用这类药物后还是存在约 20% 怀孕概率的。随着药物的换代改良，目前避孕药的雌激素含量已经降低很多。正确服用不会对怀孕造成不良影响。虽说如此，很多女性还是担心，宁愿间隔一段时间后再怀孕。那么到底停用避孕药后多久才怀孕比较妥当？避孕失败能否继续妊娠？

在避孕药家族中，除了"紧急避孕药"外，还有使用最广泛的"短效口服避孕药"和服用简单的"长效避孕药"。避孕药是人工合成的甾体类激素，主要是雌激素和孕激素，利用通过抑制卵巢排卵、改变子宫环境使其不利于受精卵着床的原理来实现避孕效果。现在市面常见的短效避孕药，如达英35、妈富隆、优思明、优思悦等多为孕激素与雌激素复合型的。短效避孕药则更适合未生育的年轻女性，停药后即可怀孕，不会对胎儿产生不良影响。而长效避孕药相对而言含有更大量的雌孕激素，且在体内代谢较慢。如果服用长效避孕药时计划停药妊娠，一般需要先用短效避孕药过渡3个月再逐渐停药；口服长效避孕药停药3个月到半年的时间再怀孕更妥当。

避孕药会不会引起不孕？

答案是一般不会。据研究约服用短效药者在停药后第一个周期即恢复排卵功能，总体避孕药停药后约70%妇女第一次月经周期中恢复排卵，3个月经周期内恢复排卵率可达90%以上。部分妇女停药后出现雌孕激素水平高于服药前水平的反跳现象，反而更易受孕。有人统计约2/3的服药者于停药后1～2个月内妊娠。

（侯巧芳）

4 慢性病用药期间如何备孕

妊娠期药物接触是中国备孕女性最常面临的问题，是孕妈、准孕妈"谈虎色变"的问题之一，也是中国老百姓误解最多的一个问题。大

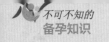
家可能会遇到关于妊娠和药物的多种问题：怀孕后生病了，发热到39℃我也坚持不用药，是否应该给我颁个勇敢妈妈奖？慢性疾病必须长期用药，用药期间是否可以怀孕吗？……其实孕期大部分合理用药被认为是安全的，一般常规剂量用药致畸风险并不大。

这是因为首先致畸和药物的种类有很大关系。美国食品药品管理局建立了一套等级评估系统，即FDA分类，将药物有无致畸性分为A、B、C、D、X五类。其中A，B类药物为孕期使用相对安全的药物，X类为孕期禁用的药物。虽然这套评估系统由于存在很多缺点和问题，目前已经放弃使用，但是还是可以反映出X类药物相对还是很少数的。

致畸和药物的有效剂量有关。药物致畸的先决条件是药物入血，透过胎盘，与胚胎发生作用，因此存在一个相对胚胎的有效剂量问题。如果是外用药只是局部起作用，真正吸收入血再循环到胚胎量微乎其微，基本不会产生影响。比如阿司匹林，虽然FDA将其归为C类慎用药物，但小剂量阿司匹林对于反复流产、孕期有血栓倾向的孕妇，预防胎盘早剥都很有效，认为没有致畸风险；但150 mg/d以上剂量则有可能对胚胎产生不良影响。再比如被民间称为祛痘神奇的"异维A酸"，动物及临床实验都显示出很高的致畸风险，一般认为停药3月以上才可以怀孕。但是从用法上，异维A酸可分为口服的异维A酸胶囊和外用的异维A酸乳膏/凝胶；如果使用的是外用的异维A酸乳膏/凝胶则影响相对微小。

其次，药物致畸和使用药物的时期也有很大关系。除了少数半衰期很长或者可在体内储积的药物外，绝大部分药物在排卵前或者着床前用药目前认为不会产生影响。另外，受精后2周内如果药物或者放射线等不良刺激因素影响到胚胎，胚胎就会死亡流产。假如胚胎存活下来就认为没有受到影响，这就是目前药物致畸学中"全或无"的理论。一般在孕12周后胎儿器官基本已经发育完成，就会又处于一个相对安全的时期。但是胎儿脑发育和生殖器官发育被认为是贯穿整个孕期的。此阶段用药也需要谨慎。

同样，男方服药一般认为不会对胎儿产生影响。目前并没有具体的科学理论把男方用药与胎儿出生缺陷相关联。谨慎起见，有些特殊的药物在生殖毒性实验中可能对精子产生影响，则用药后应当避孕3个月以上。

因此，如果夫妻双方由于某种原因需要长期用药，又想早日遇到自己的宝宝，那么请咨询自己的主治医生和优生遗传专科医生，请他们对药物种类、剂量、用药时间进行合理调整，一般情况下，经过适当的调整还是可以备孕的（图7-1）。（侯巧芳 廖世秀）

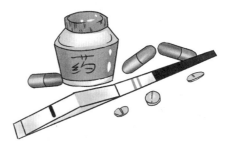

图7-1 备孕安全用药

5 接触射线与怀孕的间隔期

常见电离辐射包括：α、β、X射线、γ射线、C14胶囊；非电离辐射包括：MRI、超声、电脑、电热毯等。生育年龄的女性往往也是家庭和职场的顶梁柱。入职体检、"空中飞人"的职场女干将、带大宝看病的母亲、陪家人看病的女儿等，都有可能是准备怀孕的。不经意期间常会发生接触各种射线的情况比如拍X光片、CT等。那么自己遭受辐射会影响怀孕吗？接触X光后多久可怀孕？

致畸率与暴露剂量、毒性及个体敏感性有关。回答前面的问题就必须清楚常用射线检查辐射剂量有多高。美国放射学会（American College of Radiology，ACR）和美国妇产科医师协会（American College of Obstetricians and Gynecologists，ACOG）发布的数据看，单次头部胸部CT检查，胎儿辐射有效剂量约为0 mGy和0.2 mGy；单次腹部、盆腔CT检查，胎儿辐射有效剂量约分别为4 mGy和25 mGy。特殊情况下盆腔CT的辐射暴露剂量可高达50 mGy。此外，根据《2017版妊娠及哺

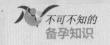

乳期影像诊断指南》妊娠期间，胎儿也会接受一定量的自然背景辐射，剂量约 1 mGy。

那么妊娠或者备孕的安全辐射剂量是多少呢？目前世界范围内的研究表明：临床上记录致智力残疾最低剂量为 610 mGy；即使是多次 X 线检查也很少达到这种程度的电离辐射剂量。胎儿辐射风险阈值：50 mGy~100 mGy，目前尚无 <50 mGy 的辐射造成胎儿畸形、生长受限或流产的报道。>100 mGy 胎儿剂量风险小，应告知患者相关风险并进行个性化的产前诊断。目前世界上最大规模的临床研究表明：早孕期暴露 1 737 例对照无暴露 1 418 451 例，不增加胎儿或幼儿安全风险。因此单次诊断性 X 线检查是无害的，不应建议延迟或者终止妊娠；妊娠期多次 X 线检查则咨询放射专家，计算胎儿可能受到的总辐射剂量。因此备孕期诊断性 X 线检查基本上是安全的。

14C- 尿素呼气试验是慢性胃炎、消化道溃疡患者常面临的检查项目。14C 可产生 β 辐射，那么备孕女性能够进行该项检查、检查后能否正常备孕？目前认为，单次 14C- 尿素呼气试验胎儿辐射剂量为 0.31~5.6 mrad< 胎儿阈值 5 rad（胎儿阈值 50 mGy=55 rad），因此从辐射量来讲是相对很低的。此外，14C- 尿素主要经呼吸道和肾脏排泄，每 2 小时排尿可减少体内 40%~50% 的 14C 吸收，因此如果您因为某些原因必须进行 14C- 尿素呼气试验，那么检查后大量饮水，可加快 14C 的尿排出。（侯巧芳　廖世秀）

6 影响怀孕的常见疾病

影响怀孕的常见疾病包括：

（1）妇科疾病：严重的妇科炎症、多囊卵巢综合征、子宫内膜异位等可能会影响受孕的概率，导致不易怀孕。子宫肌瘤、卵巢囊肿等则需要结合肌瘤及囊肿大小、造成的影响等决定是否需要孕前先治疗。

（2）心脏病：怀孕期间随着孕期变换，孕妇心排血量、总血容量增多、能量消耗及耗氧增多，心脏负担明显加重。正常孕妇的心脏有充分的储备功能，这种负荷完全可以胜任，但对于心脏病孕妇，可能因此而使病情恶化，甚至导致更严重的后果。如果有心脏病的女性一定要先治疗，经心内科医生评估再备孕。

（3）甲状腺功能异常：甲状腺激素是调节机体代谢的重要物质，具有促进新陈代谢和生长发育，提高神经系统的兴奋性的作用。甲状腺功能亢进（甲亢）或者低下（甲减）都可能会通过影响性激素分泌、影响胎儿生长发育而影响怀孕。甲亢可能会导致不孕、早产、死胎、死产、胎儿畸形和甲状腺危象。甲减可能导致不孕、流产、早产、胎儿智力及生长发育障碍。因此，甲状腺功能异常的女性朋友应时治疗后再备孕。甲状腺癌手术后只要在专科医生的指导下把左甲状腺素片（L-T4）药量吃得合适，甲功控制理想，则该药是不会对胎儿生长发育包括大脑发育造成影响，也对整个妊娠过程和妊娠结局没有不良反应。而甲状腺结节一般不会影响怀孕。甲亢女性患者建议备孕前通过 ^{131}I、手术或抗甲亢的药物治疗达到甲功正常的稳定状态方可开始怀孕。妊娠早期出现甲亢，大多数是因为 HCG 升高一过性甲状腺毒症或妊娠剧吐造成的，主要采用对症治疗，不推荐使用抗甲亢药物，一般慢慢就会自行好转，不会对胎儿造成影响。

（4）糖尿病/高血压：糖尿病/高血压患者如果不经治疗怀孕后胎儿流产、死胎、死产、早产、胎儿畸形发病率均升高，对母胎的危害都很大。因此糖尿病/高血压均为孕期围产保健常规筛查、重点监控的疾病。患有糖尿病/高血压的朋友如果有妊娠计划需要首先就诊调整药物使用，口服降糖药的糖尿病患者需要改为胰岛素治疗；高血压用药也需要调整为孕期可用的药物和相对理想的剂量。孕后还要加强监测，防止疾病本身的变化、并发症以及对胎儿造成的可能影响；此外，妊娠不同阶段药

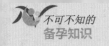

物的药代动力学可发生变化，还需要根据检测调整用药。

（5）活动性肝炎：怀孕对于母体是一沉重负担。慢性乙肝活动期即转氨酶不正常或存在黄疸、肝硬化等肝功能异常的育龄期妇女不适合怀孕，应该采取有效的避孕措施避免妊娠，先治病，等肝功能恢复正常、病情稳定，肝功正常半年以上，怀孕较为安全。如果肝功能正常，乙肝病毒 DNA 复制量很低，则说明体内病毒处于稳定状态。这样的朋友们可以随时备孕。

（6）自身免疫病：自身免疫性疾病育龄期女性好发。孕龄妇女常见的自身免疫病包括桥本甲状腺炎、干燥综合征、系统性红斑狼疮、类风湿性关节炎自身免疫性肝炎等。自身免疫抗体可以穿过胎盘屏障损害子宫胎盘血管内皮，影响子宫胎盘血循环，因此自身免疫病可引起习惯性流产、胎儿窘迫、胎儿生长受限或死胎等，很多患者需要药物治疗才能安全度过妊娠期。另一方面妊娠期剧烈的激素水平和免疫状态变化，也可导致自身免疫性疾病病情加重。因此，自身免疫病的女性朋友需要风湿科、内分泌科、妇产科等多科学的围生期管理。确认病情稳定，用药适当的情况下方可考虑妊娠。

（7）精神类疾病：发作期精神疾病患者往往都服用较高剂量的抗精神病药。药物一方面可能影响生殖内分泌功能，导致月经不调、排卵障碍、肥胖等各种问题的发病率高；另一方面大部分抗精神病药胚胎发育有不良影响，可能导致自然流产、胎儿畸形等发病率增高。因此，精神类疾病一般建议经规范治疗，痊愈并停药后再生育。如果，不慎意外妊娠应该选择对胎儿发育影响较少的，药物副作用较小的药物治疗。（侯巧芳　廖世秀）

7 妇科手术后的备孕

宫外孕手术有输卵管切除术及输卵管开窗取胚术两种方式，无论哪种方式后期都会影响卵巢功能，降低受孕率。宫外孕术后半年之内要避孕。再次备孕需做输卵管造影等相关检查，确诊输卵管是否畅通。有宫外孕史的女性，如果再次妊娠，最好在怀孕 50 天后做一次 B 超检查判断是宫内妊娠还是宫外孕。

卵巢手术常见的有卵巢的各种肿物的剥除术，最常见的是卵巢囊肿剥除术，手术操作过程中不可避免损伤卵巢组织，影响卵巢的储备功能影响生育能力。因此卵巢手术后，月经再次来潮就可以试孕。

剖宫产手术伤口恢复需要一个漫长的时间。剖宫产后再次生育，至少应该在 2 年之后，给子宫一个充分愈合的时间。如果之前的切口没长结实，再次孕育宝宝容易发生穿孔甚至破裂。

宫内放置节育器会或多或少对子宫黏膜有一定干扰，刚取下宫内节育器的女性，应该来 2~3 次正常月经后再开始备孕。（杨娟）

8 孕前优生健康检查的时间

伴随我们国家经济文化的发展，每一对夫妻都对孩子寄予了更多的期许，希望孩子健康、聪明，有好的前程，因此有很多夫妻在怀孕前到医院咨询，询问能否做一些检查，预防孕期出现一些不良问题或孩子出生后存在缺陷。根据这些需求，我国开展了一些孕前优生健康检查项目，是政府为广大育龄人群提供的一项基本公共服务，旨在通过展开健康教育、检查、妊娠风险评估、孕前咨询指导等服务，达到降低出生缺陷发生风险、提高出生人口素质的目的。

孕前 3 个月无论从营养方面，还是接种疫苗方面以及补充叶酸，都留有相应的时间。建议准备生育的夫妻在计划怀孕前 3~6 个月进行的健康检查和咨询，如发现问题及时治疗或调整再怀孕，避免一些不良情况发生。孕前检查需要夫妻双方同时进行。一般情况女方的孕前检查在月经干净后 3~7 天之内进行；但对于月经不规律或者月经量异常的女性朋友，有可能需要在月经第 2~5 天之间抽血了解基础性激素分泌情况和分泌规律；男方一般需要检查精液常规，因此检查前 3~7 天应避免同房。（侯巧芳　廖世秀）

9 孕前优生健康检查的项目

那孕前检查项目有哪些呢？根据不同夫妻的具体情况，孕前检查项目因人而异，不尽相同。一般来讲，孕前检查主要包含以下几个方面：

（1）普通健康查体及体格检查：检查夫妻双方是否具备怀孕的条件，了解心脏、肝脏、肾脏等重要脏器功能是否正常。对于女性，需要进行妇科超声检查，了解是否存在影响怀孕和分娩的妇科疾病，如子宫肌瘤、子宫内膜息肉、卵巢囊肿、子宫畸形等。

（2）家族遗传病史：通过咨询，了解夫妻是否有近亲情况，双方家族中是否存在一些特殊的疾病，尤其是遗传病。 如果夫妻曾经生育过遗传病患儿，或家族其他成员有遗传病，均需要针对患者明确病因诊断之后，评估生育后代发病的风险，再准备怀孕，怀孕后必要时需要对胎儿进行产前诊断。

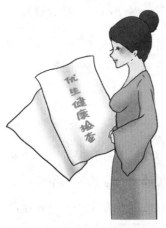

图7-2　孕前优生健康检查

（3）实验室检查：①血液常规：检查是否存在贫血、血小板减少等情况。②血型：筛查是否存在血型不合导致胎儿或新生儿溶血的可能，尤其是 Rh 血型。③阴道分泌物：了解有无阴道炎症，有无淋球菌、衣原体感染引起的性传播疾病，以减少宫内感染及其引起的流产、早产、死胎、胎儿宫内发育迟缓等不良妊娠结局。④尿液常规及肾功能：筛查是否存在泌尿系统疾病及代谢性疾病，评估肾脏功能，以减少生殖道感染、宫内感染、死胎、胎儿宫内发育迟缓等风险。⑤血糖：主要目的是了解血糖是否偏高，及时控制，减少怀孕期间糖尿病的发生。过高的血糖，不仅导致孕妇身体各器官的损伤，而且增加胎儿流产、早产、畸形等风险。⑥甲状腺功能：甲状腺是人体重要的内分泌器官，如果孕期尤其是孕早期发生甲状腺疾病或功能异常，可引起流产、早产、胎儿宫内发育迟缓、死胎、胎儿内分泌及神经系统发育不全、智力低下等风险。因此孕前检查，不仅可以早期发现、指导用药及时纠正，而且可指导甲状腺疾病患者选择生育时机。⑦ TORCH 筛查：成年人感染某些病原体，如弓形体（To）、风疹病毒（R）、巨细胞病毒（C）、单纯疱疹病毒（H）等病原体，通常自身没有症状，或症状轻微。但是怀孕初期，尤其是 8 周之内，是胎儿组织分化、器官形成的早期，如果孕妇在这个时期发生感染，胎儿的发育可能受到影响。建议孕前进行这些病原体抗体的检测，可了解自身是否曾经发生过感染；在孕期胎儿如果出现某些可疑情况时，再次检查病原体抗体的变化，就可以区分感染是发生于孕前还是孕期，有利于帮助判断胎儿的预后。⑧传染病筛查：如果孕期发生传染性疾病不仅影响自身健康，也可以通过胎盘传染给胎儿，因此孕前进行相关检查及时了解自身感染及免疫状况。包括乙型肝炎抗原抗体检测及肝功能检测；梅毒螺旋体抗体筛查，筛查有无梅毒感染，以减少流产、死胎等风险以及母婴传播引起的先天性梅毒；艾滋病毒（HIV）抗体筛查，防止引起母婴传播。

（4）特殊的检测项目：国内很多地区的医院开展了部分相对常见单基因病基因突变携带者的筛查，如耳聋基因（4 个基因部分位点）突变携带者筛查、脊髓性肌萎缩（SMA）基因突变携带者的筛查等等，在孕前如果筛检出夫妻一方或双方均为致病突变的携带者，生育时后代存在发病风险，需要在孕期对胎儿进行产前诊断。这是相对较为特殊的检查项目，需要在充分了解、知情同意和医生指导下进行。

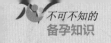
　　此外，男性优生优育检查包括精液常规检查、精液畸形率检查等。有条件的夫妇，也可以选择进行叶酸、同型半胱氨酸水平检查；35 岁以上女性朋友建议常规进行 HPV 和 TCT 检查，排除宫颈癌风险。（朱海燕）

是否适合生育二胎不是一个简单的问题，不仅涉及夫妻的年龄、生育愿望、个人身体健康状况，还涉及整个家庭情况、经济条件，以及前一胎的年龄、健康状况及心理因素。真正的准备是在心理上、思想上对原有生活即将发生改变的准备和接受。

第八章

再生育的必要准备

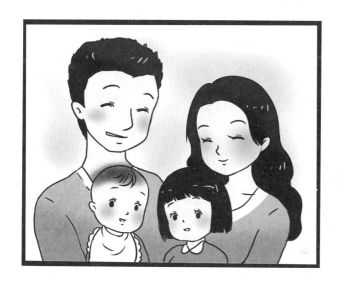

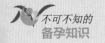
1 生二胎的适合条件

我国实施计划生育政策多年，很多家庭尤其是城市家庭，都是独生子女的三口之家。伴随二胎政策的放开，很多夫妻开始商量是否要生个老二，将来两个孩子不孤单。是否适合生育二胎不是一个简单的问题，不仅涉及夫妻的年龄、生育愿望、个人身体健康状况，还涉及整个家庭情况、经济条件，以及前一胎的年龄、健康状况及心理因素（图8-1）。

社会经济文化生活的快速发展与变化，城市中尤其是大型城市，结婚年龄普遍偏晚，生育第一胎的年龄就不早了，甚至已经达到35岁了，多数生育二胎时是高龄孕妇了。我国的出生缺陷预防体系，有完整的产前筛查与诊断管理系统，年龄因素相关的出生缺陷（如21三体）风险，通过产前诊断在很大程度上是可以预防的。但如果女方年龄超过45岁，自身健康问题也是很关键，仍然建议慎重考虑。

身体的健康状况除了随着年龄增长而发生变化外，生活方式的变化对人们的健康也有很大的影响。电信业的飞速发展，更多的年轻人业余时间与手机、电脑、游戏相伴，用来锻炼身体的时间和参加体育锻炼的人都越来越少，随之而来的健康问题日益明显，肥胖已经是孕期管理的一大问题。另外，糖尿病、高血压、痛风等疾病在年轻人中成为常见现象。因此怀孕前，或者准备生育二胎之前，审视一下自己的健康情况，了解是否适合怀孕，避免或减少孕期发生一些妊娠并发症，不仅对自身健康有保证，对胎儿发育也更有利。

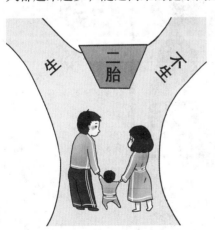

图8-1 生二胎的适合条件

此外，准备生育二胎，家里

老大的情况也要考虑。①头胎年龄：老大是否太小，建议两胎之间间隔至少1~2年以上；有些家庭，老大自我意识比较强，或已经长大进入青春期，对于父母生育二胎、对于将来要出现的弟弟或妹妹比较反感，家长需要注意老大的心理和情绪，采用合理的方式进行疏导。②生育和抚养二胎的同时，要兼顾第一胎的教育、生长发育和健康情况。（朱海燕）

2 生产的高危因素

妊娠是女性一生中较为特殊的时期，一种特殊的生理状态，严格意义上讲，怀孕本身不是疾病。如果在怀孕的过程中，出现一些对孕妇健康或对胎儿生长发育有不良影响的因素，即高危因素，可导致孕妇本身或胎儿发生不良后果发生的风险增加，超过了一般孕妇群体的基础风险，这种情况就可以称为高危妊娠（图8-2），这些孕妇为高危孕妇。

根据不良因素存在的时间与种类，高危因素分为以下几个方面。来自夫妻本身的因素：①遗传因素：本人或丈夫自身存在遗传性疾病，有些遗传病是成年后甚至30~40岁才发病，生育第一胎时自身未发现异常，例如常染色体显性遗传的脊髓小脑共济失调，或家族中其他亲戚患有某种遗传病。第一胎生后发现生长发育落后、智力低下、遗传代谢性疾病等，需要为患儿明确诊断，以便为再次生育提供产前诊断依据。建议在怀孕前找专业的遗传医生咨询，对生育后代的发病风险进行评估与检测。②女方：年龄超过35岁；过度肥胖，体重指数超过 25 kg/m²（体重/身高的平方）；自身疾病，例如高血压、糖尿病、结核等；③前次怀孕时的身体状况：合并有心脏病、高血压、糖尿病、肾病、肝炎、

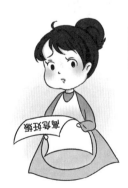

①遗传因素
②女方年龄
③前胎身体状况
④妊娠史

图8-2　生产的高危因素

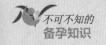
甲亢、贫血、特发性血小板减少、产后抑郁等；④了解妊娠史：第一胎胎儿宫内生长发育落后、巨大儿（体重超过 4 kg）等，或之前曾有自然流产、不良妊娠史（胎儿无脑儿、神经管缺陷等多发畸形），建议遗传咨询，必要时进行夫妻双方的染色体检查或叶酸代谢基因的突变检测。

（朱海燕）

3 生育二胎的准备

对于生育二胎的准备，有不同的观点。有些人比较随意，认为老大已经生了而且很健康，想生老二那就生呗。另外，有些人比较焦虑，想生二胎又担心，哎呀，年龄大了，还能不能生啊，会不会有问题啊。总结一下生二胎要做的准备大概包括以下几个方面：自身的准备、第一个孩子心理的准备、经济方面的准备。

自身的准备：①环境因素：夫妻双方从事的工作是否存在致畸因素，例如一方从事放射性工作、特殊化学试剂的生产，放射科、大型 X 光机设备的操作、农药的生产与喷洒等，在备孕期间需要将射线或药剂的接触量控制在合理范围内。②身体健康情况：女方是否有一些疾病，如甲状腺疾病、糖尿病、高血压、自身免疫系统疾病等；女方生殖系统，月经是否规则，是否有月经过多、月经周期紊乱或闭经等情况，均需要到相关科室就诊，查找原因并治疗。男方的身体状况，例如乙肝病毒感染活动期，治疗期间应用某些抗病毒药物，对生殖细胞的形成有不利影响。③心理因素：夫妻双方是否共同愿意生育二胎，如果仅是夫妻一方的意愿，可能导致妊娠期间的矛盾发生，不利于孕期身体健康。④通常建议孕前至少 3 个月开始补充服用叶酸或含有叶酸的复合维生素制剂，预防神经管缺陷。⑤适当的锻炼身体，保持健康的生活方式，尽可能保证睡眠，少吃垃圾食品。这一点说起来容易，但要做到还是非常有难度的。

第一个孩子心理的准备：作为独生子女的老大，一直是全家人关注的中心，尤其是已经大一些自我意识较强的老大，对于家里未来要出现的老二，态度是欢迎、是不关心还是反感，家长要提前做功课。对于表示反感的，要采取合理的方式进行谈话引导、情绪疏导，以免影响老大的健康成长（图8-3）。

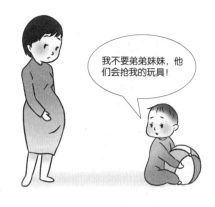

我不要弟弟妹妹，他们会抢我的玩具！

图8-3 做好第一个孩子心理的准备

经济与工作方面的准备：家庭物质生活水平的发展和维持，两个孩子的抚养与教育，二胎幼儿期的照顾，都会增加家庭的开支；部分家庭还有老人需要子女的赡养，夫妻双方个人工作的发展与进步等多种因素都需要考虑。其实，真正的准备并不一定是存款达到某个水平，而是在心理上、思想上对原有生活即将发生改变的准备和接受。（朱海燕）

4 已采用避孕或绝育措施的夫妻备孕二胎

二胎政策放开前，部分夫妻生完第一胎后，为了避免不小心怀孕后的流产手术对身心的伤害，而采取了避孕措施。现在想生育二胎，该做哪些准备呢？

对于采取长效避孕措施者，例如宫内节育器（节育环）、长效口服避孕药（复方炔诺孕酮类长效避孕片等）、长效避孕针（复方己酸孕酮、庚炔诺酮等）、皮下埋植剂、输卵管结扎和输精管结扎等情况，如果计划怀孕，在备孕阶段就要调整避孕方法。应用长效避孕药的人，停止用药；带环或埋药者需取出宫内节育器、皮下埋植剂；输卵管或输精管结扎者可进行输卵管或输精管复通手术。终止长效避孕方法后，不能马上怀孕，身体需要恢复一段时间，例如宫内节育器取出后，子宫内膜的修

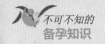

复需要一段时间；取出皮下埋植剂后，体内留存的药物需要充分代谢掉，

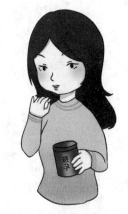

卵巢才能恢复排卵；输卵管或输精管复通术后，伤口需要修复。一般情况下，建议在终止长效避孕方法后，恢复3~6月后再怀孕，这段时间可采用避孕套避孕（图8-4）。

对于采用短效口服避孕药物的女性，在停药后1个月即可准备怀孕。

如果输卵管或输精管结扎者手术复通后，经过恢复和准备仍无法怀孕，可考虑经过辅助生殖技术行"试管婴儿"。（朱海燕）

图8-4 长期服用避孕药终止服药3~6个月后再怀孕

5 头胎剖宫产对生二胎的影响

头胎剖宫产是否影响生二胎，有几层不同的含义：①前次剖宫产后，间隔多长时间再次怀孕比较安全？②生第一胎是剖宫产，第二胎也必须剖宫产吗，可以尝试顺产吗（图8-5）？

剖宫产分娩后，建议避孕一段时间。若间隔时间过短就怀孕，前次子宫手术的伤口还未完全恢复，再怀孕发生子宫破裂的危险较高，子宫破裂的机会大约会增加近1%，危及母子安全。因此，如果计划再次怀孕，时间最好应相隔2年。

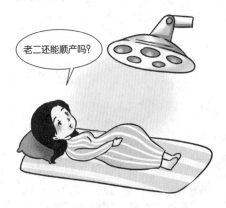

关于头胎剖宫产，第二胎是否必须也要剖、还是可以尝试顺产，不是一个简单的问题，必须由经验丰富的产科医生在产前做好风险评估。首先，医生要了解头胎为什么要剖宫产（指征）、手术方式以及术中是否有并发症、

图8-5 头胎剖腹产对生二胎的影响

术后子宫恢复如何等情况；其次，要评估此次妊娠过程中是否存在哪些不良影响因素，需要及时终止妊娠；另外，在本次妊娠晚期医生要评估胎儿以及骨盆的情况，子宫疤痕的厚度等。如果孕期孕妇体重控制合理，胎儿体重不大，在严密产程监测并做好急诊剖宫产准备的前提下，可尝试自然分娩，一旦分娩遇到困难，需立即剖宫产取出胎儿，保证母婴安全。如果胎儿发育较大，那么选择再次剖宫产对母儿双方而言可能都更安全（图8-6）。

总的来说，能否顺产，要看进入产程后，胎儿下降的情况、产妇的产道扩张、体力、精神情况以及宫缩情况等各种因素。所以，如果没有必须剖宫产的情况，可以先尝试顺产，然后由医务人员观察产程，及时处理产程中出现的各种情况。（朱海燕）

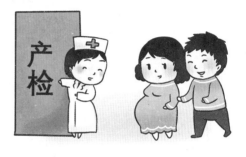

图8-6　生二胎产检仍然重要